パルス波ECT
ハンドブック

監訳　**本橋伸高** 山梨大学大学院教授・精神神経医学
　　　上田　諭 日本医科大学講師・精神神経科

訳　　**竹林　実** 国立病院機構呉医療センター・中国がんセンター精神科科長
　　　鈴木一正 松田会エバーグリーン病院

翻訳協力　**坂寄　健** 日本医科大学・精神神経科
　　　　　柴崎千代 国立病院機構呉医療センター・中国がんセンター精神科
　　　　　藤田康孝 医療法人社団更生会草津病院精神科

Clinical Manual of
Electroconvulsive Therapy

原著　Mehul V. Mankad, M.D.
　　　John L. Beyer, M.D.
　　　Richard D. Weiner, M.D., Ph.D.
　　　Andrew D. Krystal, M.D., M.S.

医学書院

注：本書に述べられたすべての情報は出版時点において正確であり、精神・身体医学的観点から一般に標準的なものであること、また投与用量、投与スケジュール、投与経路に関する情報が出版時点において正確なもので、米国食品医薬品局と医学界によって設定された標準的見解に合致していることを、著者らは保証する。しかし、医学研究と臨床は発展し続けているので、治療の標準的見解は変わる可能性がある。さらに、ある特殊な状況では、本書に含まれていない特殊な対処を求められるかもしれない。加えて人的ミス、機械的ミスが伴って生じることもあるため、読者諸氏には、自分の治療や家族の治療に直接関わっている医師の助言に従うことを、私たちは勧める。
American Psychiatric Publishing Inc. (APPI) が出版する書籍は、各著者の見解や意見が著されるもので、必ずしもAPPIや米国精神学会（American Psychiatric Association）の見解や意見を代表するものではない。

Authorized translation of the original English language edition,
"Clinical Manual of Electroconvulsive Therapy."
by Mehul V. Mankad, M.D., John L. Beyer, M.D., Richard D. Weiner, M.D., Ph.D.,
Andrew D. Krystal, M.D., M.S.
First published in the United States by American Psychiatric Publishing, Inc.,
Washington D.C. and London, UK.
Copyright © 2010 American Psychiatric Publishing, Inc.
All rights reserved.

© First Japanese edition 2012 by Igaku-Shoin Ltd., Tokyo

Printed and bound in Japan

パルス波 ECT ハンドブック

発　　行　2012年5月15日　第1版第1刷

著　　者　メユール・V・マンカッド 他

監訳者　本橋伸高（もとはしのぶたか）・上田　諭（うえだ さとし）

発行者　株式会社　医学書院
　　　　代表取締役　金原　優
　　　　〒113-8719　東京都文京区本郷1-28-23
　　　　電話　03-3817-5600（社内案内）

印刷・製本　三報社印刷

本書の複製権・翻訳権・上映権・譲渡権・公衆送信権（送信可能化権を含む）は(株)医学書院が保有します。

ISBN978-4-260-01565-3

本書を無断で複製する行為（複写，スキャン，デジタルデータ化など）は，「私的使用のための複製」など著作権法上の限られた例外を除き禁じられています．大学，病院，診療所，企業などにおいて，業務上使用する目的（診療，研究活動を含む）で上記の行為を行うことは，その使用範囲が内部的であっても，私的使用には該当せず，違法です．また私的使用に該当する場合であっても，代行業者等の第三者に依頼して上記の行為を行うことは違法となります．

JCOPY　〈(社)出版者著作権管理機構　委託出版物〉

本書の無断複写は著作権法上での例外を除き禁じられています．複写される場合は，そのつど事前に，(社)出版者著作権管理機構（電話 03-3513-6969，FAX 03-3513-6979，info@jcopy.or.jp）の許諾を得てください．

最大の効果を引き出す「方法」——序にかえて

「パルス波は刺激が弱すぎて発作が出にくいのではないか」「けいれん発作は出るが効果が少ないのはどうしてなのか」「サイン波と同じ効果を得るのは無理なのではないか」——本書は，いまだ国内に残るパルス波電気けいれん療法（ECT）へのこうした疑問に答える「米国の最新教科書」の全訳である．その中心にあるのは，30年余のパルス波研究によって導かれた，最大の臨床効果につながる方法と安全性の追求である．

ECTは，わが国でも精神医学に必須の治療法として標準化が進んできた．麻酔下で筋弛緩薬を用いた無けいれん法が徐々に浸透するとともに，2002年にはサイン波に代わる世界標準のパルス波治療器が導入され広がった．しかし，パルス波導入後10年を経過した現在も残る大きな問題は，施行の「方法」すなわち手技と発作評価の方法がいまだ確立されていないことである．さらにいえば，「方法」の重要性に対する認識も乏しいことである．「頭に100ボルト前後の電気を流す．けいれんが起きる」ことで治療がほぼ完結したサイン波と異なり，パルス波による治療の手技では，麻酔，電気刺激，発作後反応の段階でさまざまなパラメータがあり，それらを適切に設定し，また評価することが必須である．あらゆる科学的手法がそうであるように，パルス波ECTの効果を論じるなら「方法」を問わなければ始まらない．これが冒頭の3つの疑問の声に対する答えでもある．

本書 "Clinical Manual of Electroconvulsive Therapy" は，1985年に初版が，1998年に第2版が出版され，ECT臨床の「系統的教科書 Programmed Text」と銘打たれてきた書の再改訂版である．パルス波ECTについて，これまでの研究をもとに臨床上きわめて有用な具体的指針を示し，米国でもECTを学び実践するための必須書の1つに数えられている．今回は，米国精神医学会のECT委員会委員長として2001年にタスクフォースレポート（邦訳「ECT実践ガイド」2002年，医学書院刊）をまとめた Prof. Weiner（米国デューク大学メディカルセンター）と同センターのスタッフが執筆陣となり，パルス波ECTの

最新の理論と装置，麻酔を含む手順，刺激用量設定，脳波を主とした発作の判定法が，実践的な内容で必要十分にまとめられている．まさに現在の国内ECT臨床に足りない，だからこそ最も求められる認識と方法を与えてくれる書である．

　翻訳は，上田（第1，4，5章，付録），本橋（第2，3章），竹林（第6～10章），鈴木（第11～14章）で分担し，坂寄が上田担当分の，柴崎，藤田が竹林担当分の協力をそれぞれ行った．さらに，本橋と上田が全体を通し監訳した．訳出にあたっては，できる限り意味が明快で理解しやすい邦文となるよう努めた．かなりの程度実現できたと考えているが，難解な部分や万一誤訳などがあれば，それはすべて監訳者の責任である．ご叱正，ご批判を賜りたい．なお，薬品名のうち国内で使用できるものは，原書にはない国内での名称（商品名）を追記した．

　本書が，ひとりでも多くの精神科医の手にとられ，それによってひとりでも多くの患者が救われることを，切に望みたい．

2012年4月

上田　諭

はじめに

　精神医学の治療のなかで，電気けいれん療法（electroconvulsive therapy；ECT）のように長く行われながら有効性が賞賛されていないものはほとんどない．もちろん，ECT は様々な精神障害に対して確実な治療であり，他の治療がうまくいかない場合にしばしば有効である．効果の大きいことと効果出現が早いことから，時には救命的な治療にもなり得る．しかしながら，精神医学においてこの標準的な治療の有効性と安全性が証明されているにもかかわらず，社会での利用度はまちまちである．この不均衡の一部には，この治療と生じる恐れのある有害作用について専門家以外の人々が抱く誤解が関係している．利用が限られるもう1つの要因は，ECT 治療に携わる精神科医の数が十分ではないことである．精神科医と関連スタッフの十分な教育とトレーニングも，この不可欠な治療手法の利用を確実にするためには不可欠である．この点で，本書「パルス波 ECT ハンドブック」（"Clinical Manual of Electroconvulsive Therapy"）が，精神科医たちが臨床活動に ECT を取り入れるのに役立つことを願う．

　1985年に Mark D. Glenn と Richard D. Weiner によって "Electroconvulsive Therapy：A Programmed Text"（電気けいれん療法——系統的教科書）が出版された．続いて，John L. Beyer, Richard D. Weiner, Mark D. Glenn による第2版が1998年に発刊された．これらの書の目的は，ECT 治療計画を作り行っていくための実践的で実現可能な情報を提供するとともに，ECT を支える根本的な概念を理解するために，これまで進められた研究について読者に提供することであった．第2版の上梓以来10年がたち，ECT の実践と研究は進んだ．超短パルス波 ECT，新たな麻酔用薬剤，および新型 ECT 装置は，この間に現れた変化である．われわれは高ぶりを覚えながら，初版と第2版のエッセンスを取り込みつつ，この分野での重要な変化についての議論を本書の内容に加えた．

　本書では，いくつかの ECT 装置と処方薬を取り上げた．特定の装置を推奨するものではないが，その情報は ECT を考えている医師が ECT 備品の取扱い

に関してその選択をする際に助けになるものと信じる．またどんな教科書も，経験ある同僚から医学的な手法について念入りに微妙な点まで学ぶ経験にとって代わることはできない．本書は，医学教育の不可欠な側面にとって代わろうとするものではない．

謝辞

　本書執筆の努力は，家族の支えなしにはあり得なかった．私たちは，家族に恵まれ幸せである．

著者紹介

John L. Beyer, M.D. デューク大学メディカルセンター（ノースカロライナ州ダーラム）精神行動科学　助教授（assistant professor）

Andrew D. Krystal, M.D., M.S. デューク大学メディカルセンター（ノースカロライナ州ダーラム）精神行動科学　教授

Mehul V. Mankad, M.D. デューク大学メディカルセンター（ノースカロライナ州ダーラム）精神行動科学　臨床助教授（clinical associate），ダーラム退役軍人メディカルセンター（ノースカロライナ州ダーラム）常勤精神科医（staff psychiatrist）

Richard D. Weiner, M.D., Ph.D. デューク大学メディカルセンター（ノースカロライナ州ダーラム）精神行動科学　教授．ダーラム退役軍人メディカルセンター（ノースカロライナ州ダーラム）精神保健サービス部門長（chief of Mental Health Service Line）

利益相反の開示

以下の本書執筆者は，下記にそれぞれ挙げた商業上の援助者，商業製品の製造者，商業サービスの提供者，非政府組織，政府機関のいずれかまたは複数との利害関係または提携を表明している．

John L. Beyer, M.D. *Research support*：Eisai Pharmaceuticals, Elan Pharmaceuticals, Eli Lilly, Forest, Novartis, Sanofi-Synthelabo, Sonexa；*Advisory board*：Eli Lilly；*Speaker's bureau*：Schering-Plough（recently acquired by Merck）

Andrew D. Krystal, M.D., M.S. *Grants/research support*: Astellas, Cephalon, Evotec, GlaxoSmithKline, Merck, National Institutes of Health, Neurocrine, Neuronetics, Pfizer, Respironics, Sepracor, Somaxon, Takeda, Transcept; *Consultant*: Actelion, Arena, Astellas, AstraZeneca, Axiom, Bristol-Myers Squibb, Cephalon, Eli Lilly, GlaxoSmithKline, Jazz, Johnson & Johnson, King, Kingsdown, Merck, Neurocrine, Neurogen, Novartis, Organon, Ortho-McNeil-Janssen, Pfizer, Research Triangle Institute, Respironics, Roche, Sanofi-Aventis, Sepracor, Somaxon, Takeda, Transcept

Richard D. Weiner, M.D., Ph.D. The author is co-inventor on a Duke patent licensed to MECTA Corp. He does not receive royalties for this.

目次

第 1 部　背景

1　電気けいれん療法の歴史　　　　　上田　諭 訳　3
過去の身体療法 …………………………………………… 3
薬物によるけいれん療法 ………………………………… 4
電気けいれん療法の始まり ……………………………… 4
使用の動向 ………………………………………………… 6

2　使用の適応　　　　　本橋伸高 訳　9
適応となる診断 …………………………………………… 9
ECT を用いる時期 ……………………………………… 18
寛解と治癒 ……………………………………………… 20

3　患者の照会と評価　　　　　本橋伸高 訳　25
ECT 前評価と診察 ……………………………………… 25
特別な身体状態の管理 ………………………………… 32
リスク–ベネフィットの検討 …………………………… 35
ECT 照会時の評価記録 ………………………………… 35
インフォームド・コンセント ………………………… 35

第 2 部　電気刺激と手技

4　基礎　　　　　上田　諭・坂寄　健 訳　43
ECT に使用される電気波形 …………………………… 43

　　　　電気刺激 ··· 45
　　　　刺激投与の様式 ··· 47
　　　　インピーダンスに関しての臨床上の問題 ································· 47
　　　　ECT による電気の総量：電気量とエネルギー量 ······················ 50

　5　臨床適用　　　　　　　　　　　　　　　　　　上田　諭 訳　55

　　　　刺激用量設定 ··· 55
　　　　発作の適切性 ··· 56
　　　　刺激強度（刺激電気量） ··· 57
　　　　刺激用量設定の方法 ·· 58
　　　　電極配置 ·· 69

　6　麻酔薬と他の薬物　　　　　　　　　　　　　　竹林　実 訳　77

　　　　麻酔薬 ·· 77
　　　　筋弛緩薬 ·· 80
　　　　抗コリン薬 ·· 82
　　　　交感神経遮断薬 ··· 83
　　　　酸素化 ·· 85
　　　　発作後の鎮静薬 ··· 85
　　　　ベンゾジアゼピン拮抗薬 ·· 86

第 3 部　発作モニタリング

　7　発作時の運動反応　　　　　　　　　　　　　　竹林　実 訳　93

　　　　運動発作モニタリング ·· 94
　　　　発作時の運動反応 ··· 94
　　　　運動反応に影響を及ぼす因子 ··· 95
　　　　筋電図 ·· 96
　　　　光プレスチモグラフィ ·· 97

| 8 | 発作時の脳波反応 | 竹林　実・藤田康孝 訳 | 101 |

発作時の脳波モニタリング ……………………………………………… 101
発作時 EEG の段階 ………………………………………………………… 106
EEG アーチファクト ……………………………………………………… 110
発作時 EEG の判読 ………………………………………………………… 112

| 9 | 心血管系反応 | 竹林　実・柴崎千代 訳 | 123 |

モニター装置 ………………………………………………………………… 123
ECT に対する急性心血管系反応 ………………………………………… 124

第 4 部　治療コース

| 10 | 有害作用 | 竹林　実・柴崎千代 訳 | 131 |

禁忌 …………………………………………………………………………… 131
死亡率 ………………………………………………………………………… 132
認知機能変化 ………………………………………………………………… 133
心血管系の合併症 …………………………………………………………… 137
他の有害作用 ………………………………………………………………… 138

| 11 | 適切な発作への対処 | 鈴木一正 訳 | 141 |

発作の不発 …………………………………………………………………… 141
適切でない発作 ……………………………………………………………… 143
発作の増強法 ………………………………………………………………… 143
遷延発作 ……………………………………………………………………… 145

| 12 | 急性期 ECT | 鈴木一正 訳 | 149 |

治療の頻度 …………………………………………………………………… 149
多重 ECT ……………………………………………………………………… 150
治療の回数 …………………………………………………………………… 150

13 維持 ECT　　　　　　　　　　　　　　鈴木一正 訳　153

　維持 ECT なしでの薬物治療 ……………………………… 154
　継続 ECT ……………………………………………………… 154
　維持 ECT ……………………………………………………… 155
　麻酔前の再評価 …………………………………………… 155

14 ECT 施行手順 ステップ・バイ・ステップ　鈴木一正 訳　159

　パート 1：ECT 前の評価 ………………………………… 159
　パート 2：治療当日の患者の準備 ……………………… 161
　パート 3：治療室での患者への準備 …………………… 163
　パート 4：治療 …………………………………………… 168
　パート 5：回復室での患者のケア ……………………… 174
　パート 6：回復後の観察場所でのケア ………………… 174

付録

　A　継続的医学教育 ……………………………… 上田　諭 訳　177
　B　教材 …………………………………………… 上田　諭 訳　181
　C　患者への情報提供文書 ……………………… 上田　諭・坂寄　健 訳　183
　D　ECT 同意文書のサンプル …………………… 上田　諭・坂寄　健 訳　187

索引 ……………………………………………………………… 197

表一覧

表 2-1	大うつ病エピソードの DSM-IV-TR 診断基準	11
表 2-2	躁病エピソードの DSM-IV-TR 診断基準	13
表 2-3	統合失調症の DSM-IV-TR 診断基準	15
表 3-1	ECT の危険性を高める身体的状態	27
表 3-2	必要な臨床検査と勧められる検査	28
表 3-3	ECT 前評価の実施要項例	29
表 3-4	ECT のインフォームド・コンセントの要素	36
表 4-1	インピーダンスが変化する原因	48
表 4-2	米国で使われている ECT 装置の特性（2009 年 1 月現在）	51
表 5-1	発作閾値に影響する要因	57
表 5-2	MECTA SR と JR モデルの用量滴定法（短パルス波）	59
表 5-3	MECTA spECTrum モデルの用量滴定法（短パルス波）	60
表 5-4	Somatics Thymatron DGx と System IV モデルの用量滴定法（短パルス波）	61
表 5-5	表 5-2〜5-4 で示した短パルス波用量滴定法施行時の指示	61
表 5-6	MECTA spECTrum モデルの用量滴定法（超短パルス波）	63
表 5-7	Somatics Thymatron System IV モデルの用量滴定法（超短パルス波）	64
表 5-8	表 5-6 と 5-7 で示した超短パルス波用量滴定法施行時の指示	64
表 5-9	MECTA の装置による用量事前選択法（短パルス波と超短パルス波）	67
表 5-10	Somatics Thymatron 装置による用量事前選択法（短パルス波と超短パルス波）	68
表 6-1	ECT 中に一般的に使用される薬剤の名称と用量	78
表 10-1	ECT の危険性を高める身体的状態	132

表 10-2	認知面の副作用を増加させる可能性のある因子	134
表 13-1	継続 ECT の適応基準	154
表 14-1	ECT 前評価の主な項目	160
表 14-2	ECT 前評価の指示の見本	160
表 14-3	治療当日の患者の準備事項	161
表 14-4	入院患者用の ECT 前指示の見本	162
表 14-5	外来患者用の ECT 前指示の見本	162
表 14-6	治療室における患者の準備事項	163
表 14-7	治療実施手順	169

図一覧

図 4-1	サイン波と短パルス波の波形	44
図 4-2	米国で使用されている ECT 装置の写真	52
図 5-1	刺激電気量と発作持続時間の関係とそれに及ぼす治療回数の影響	65
図 5-2	両側性と右片側性 ECT の電極配置	70
図 7-1	筋電図（EMG）電極配置	97
図 7-2	発作の強直期と間代期の筋電図（EMG）活動	98
図 7-3	Thymatron による発作終了点の正確な自動検出	98
図 7-4	光運動センサー（OMS）法で記録された発作性運動活動	99
図 8-1	覚醒時脳波	102
図 8-2	覚醒中および麻酔中の典型的な脳波活動	102
図 8-3	脳波（EEG）電極配置	104
図 8-4	矢印の箇所において増幅率が上げられ，その後，波形のクリッピングが現れた脳波記録	105
図 8-5	典型的な ECT 発作のさまざまな段階の図	107
図 8-6	脳波（EEG）発作終結点の判定	108
図 8-7	段階的な終了期の発作脳波で，最終的には比較的平坦な発作後基線へと消失する	109
図 8-8	終了したように見えるが，5 秒後に再開する発作脳波	109
図 8-9	発作時の脳波（EEG）記録に観察されるアーチファクト	111
図 8-10	「疑問がある場合，最後まで記録する」方法の例	113
図 8-11	ECT 刺激（14 秒と 17 秒の間の黒い帯）の直前と直後に記録された脳波（EEG）データ	115
図 8-12	発作閾値に近い刺激による発作で記録された脳波	117
図 8-13	右片側 ECT（d'Elia 法）での典型的な発作	118

図 8-14	大きな波形（運動アーチファクト）の頂点にある低振幅だが高周波数の発作波	119
図 8-15	同一患者における振幅と周波数が大幅に異なる 2 つの発作	120
図 9-1	心拍数と収縮期血圧への ECT の影響	125
図 9-2	洞性心停止と抗コリン薬前治療への反応	126
図 9-3	副交感神経再活性化時の徐脈	126
図 9-4	尖鋭化した T 波	127
図 9-5	デマンド型ペースメーカーの間欠的過活動化	127
図 9-6	ECT で記録された心電図（ECG）アーチファクト	128
図 11-1	適切な ECT 発作を管理するアルゴリズム	144
図 11-2	遷延発作を管理するアルゴリズム	146
図 14-1	電気けいれん療法の刺激電極配置	167

第 1 部

Background

背景

History of Electroconvulsive Therapy

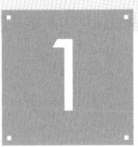

電気けいれん療法の歴史

John L. Beyer, M.D.

過去の身体療法

　1930年まで，精神科の患者の治療の方法は限られていた．精神療法（主に精神分析）が外来患者に対する主要な治療であり，入院を必要とする重症な症例には，拘束するか他に危害が及ばないための予防をするか以外にはほとんど手段はなかったであろう．有効な身体療法を見出す努力はいろいろと行われたが，そのほとんどは無効であった．冷水パックを使う水療法や水浴療法（長く水桶につかる），持続睡眠療法，インスリン昏睡療法，強力シャワー療法（Scotch douches）はすべて，患者を治療するために利用可能な方法を用いた試みであった（Endler and Persad 1988 ; Lebensohn 1999 ; Shorter and Healy 2007）．鎮静薬——主にバルビツレート，臭化剤，パラアルデヒド，クロール抱水——は，抗精神病薬と抗うつ薬が1950年代に登場するまで，唯一利用できる薬物であった．全般的にみて，一般の人々は身体療法に対し概して不信の態度を示していた．

薬物によるけいれん療法

　1934年，ハンガリーの神経精神科医 Ladislas Joseph von Meduna は，繰り返し発作を起こすことで統合失調症の患者を治療する最初の実験を行った．早発性痴呆（統合失調症）の症状は患者がてんかん（例えば，頭部外傷や神経疾患）になると少なくなり，てんかんの患者は精神病を呈す人が少ないということが，観察記録によって広く知られていた．さらには，Meduna 自身の神経病理研究によって，てんかん患者のグリア細胞の分布は通常人よりはるかに多く，一方で統合失調症の患者の脳にはグリア細胞がずっと少なかった．このことから Meduna は，発作は精神病に対して「保護的に」働き，統合失調症の患者に発作を誘発すれば，その症状を減らすことができるのではないかという仮説を立てた（Fink 2004）．ある疾患を起こすことで他の疾患を治療するという考え方は，生物学的拮抗というすでにある理論に基づいていた（Fink 2001）．生物学的拮抗が成功した一般的な例は，神経梅毒の患者の治療としてマラリア熱を起こさせるという方法であった．この手法は，ウィーンの Julius Wagner-Jauregg 教授によって 1917 年に紹介され，大きな医学的進歩を印すものとして認められ，1927 年にノーベル医学賞が授与された．

　興味深いことに，てんかんの患者に精神病が少ないという観察記録の記述は正しくなかった．これまでの研究によると，てんかんの患者はそれ以外の人よりも精神病になりやすいことがわかっている．Meduna は明らかにそのことに気づいていて，慢性の身体的疾患（てんかんと統合失調症）を拮抗するものとして強調するのではなく，むしろ発作が拮抗する精神病症状を特殊な状態として強調したのである（Fink 2004）．資料や方法的理論が疑わしいにもかかわらず，Meduna の初期の臨床的試みは成功した．一連の誘発された発作によって患者の精神病症状は有意に減少した（緊張病を呈していたと思われる患者では特に顕著な改善があった）（Fink 1984）．けいれん療法は，一気に欧米中に広まり行われた（Shorter and Healy 2007）．

電気けいれん療法の始まり

　当初，Meduna は発作活動を誘発するのに薬物による方法を用いた．彼は，

低用量で覚醒剤になると知られていたカンフルを筋肉内に注射することで始めた．しかし，カンフルは痛みを伴い効果もまちまちであったことから，より新しい合成物質であるペンチレンテトラゾール（メトラゾール）に薬剤を変更した．この方法は，発作を引き起こすのには有効であったが，まだ効果が一定せず副作用も強かった（特に恐怖感である）．1937 年，イタリアの神経精神科医 Ugo Cerletti と Lucio Bini は，電気を使って実験的に発作を起こすことを始めた（Accornero 1988；Bini 1995；Shorter and Healy 2007）．彼らは，電気を使えば薬物よりも発作は容易に誘発，調整でき，その結果，不発発作や発作の再発も減らすことができることを見つけた．電気けいれん療法(electroconvulsive therapy；ECT）は，けいれんを誘発する方法としてペンチレンテトラゾールにすぐにとって代わった．数年のうちに，ECT は統合失調症だけでなく主要な気分障害にとって有力な身体療法となった（「第 2 章 使用の適応」を参照）．

　最初は，けいれん大発作に効果があるという考え方は疑わしいと思われていた．ECT の有効性の説明の中には，この操作により患者を助けようとする大がかりで心に残る努力がもたらす「心理的な」作用による可能性が含まれていた．この理論は，模擬 ECT（sham ECT）を用いた試験で検証された．模擬 ECT では，患者は ECT のすべての手技を経験しながら刺激を全く受けないか，発作に至らない刺激を受ける．英国医学研究評議会（U. K. Medical Research Council）（Palmer 1981），英国 ECT レビューグループ（2003），最近のコクランレビューの著者ら（Tharyan and Adams 2005）は，模擬 ECT を実際の ECT と比較した無作為割付け試験で，模擬 ECT が無効であったことを報告している．

　焦点は再び，治療効果に及ぼす発作の役割に戻る．Meduna は，十分な発作が生じる限り，発作の誘発方法は——薬物であろうと電気刺激であろうと——重要ではないと結論づけた．Ottosson（1960）は，さまざまな発作強度と持続時間を調べて，きちんと出ていない発作や不完全な発作は効果が少ないことを見出した．これらの研究は，けいれん大発作を仲介する何らかの作用がまた治療効果も仲介するという結論を支持するものである．しかし，その作用機序はいまだ十分にわかっていない．

使用の動向

　1950年代の中盤にECTの使用は減り始め,長年にわたってそれは続いた(Babigian and Guttmacher 1984;Shorter and Healy 2007).2つの潮流がこの変化に影響を与えていたと思われる.第1に,精神障害の治療に抗精神病薬,抗うつ薬,(のちには)抗躁薬という薬物が発見され,ECTに代わる侵襲の少ない治療法として喧伝されたことである.第2には,ECTがメディアの中でひどく否定的な描写の対象となったことである(Jenkusky 1992).ECTの有害なイメージは,行動制限の一手法として有けいれんECTを使う場面をあからさまに描いた映画「カッコーの巣の上で」で扇情的に扱われた.他の多くのメディアも,ECTを残酷で非人道的な治療として表現した.その中でECTは,看護人が嫌がる患者を押さえつけ,頭部に電気をかけて激しい恐怖のけいれん大発作を起こすものであった(1948年から1998年までの米国映画に現れるECTのより詳細な議論は,McDonald and Walter 2001を参照).これらのイメージは,自主性と権威への不信を強調する米国社会の変化の時代にあって,権威主義と社会の個人管理への恐怖感を引き起こした.さらに,電気椅子と誤って混同されたことで,無差別の刑罰への恐れもまた生じた.残念ながら,多くの米国人はいまだ,ECTと施行方法に対しスティグマにまみれた見方を抱いている.ただし,最近のメディアの描写には,より現実的で肯定的,支持的になる傾向がみられる.

　ECTがある種の精神障害の患者にとって,他の治療がほとんど効かないか全く無効であるとき,確立された有効な救命的治療であることはますます認識されてきている.さらに,現在のECTの施行方法は治療初期の時代に用いられたものとほとんど類似点はない.主要な変革には,本書で述べられる麻酔,酸素化,筋弛緩,発作モニター,そして諸装置の使用がある.この変革は過去70年間の広範な研究に基づいており,この極めて有効な治療法をもっと安全に,治療を受ける患者が受け入れやすくするために行われたものである(Lisanby 2007).こうした変化は,新たな非薬物的な身体治療である迷走神経刺激や経頭蓋磁気刺激などの発展につながった.

　ECTの使用の減少は1980年代半ば以来横ばいになり,ゆるやかに回復しているらしいことを研究は示している(Munk-Olsen et al. 2006;Thompson et al. 1994).この現象にはいくつかの要因があるようである.まず，上述したECT手技の革新によって，医師にも患者にもこの治療法が受け入れられるようになったことである（Dukakis and Tye 2002).次いで，向精神薬への大きな期待に反し，薬物に不耐性や薬物抵抗性の症状をもつ精神疾患の患者がいることを感じる医師がますます増えていることである.最後には，他の治療と比べECT の効果発現が速い点が，少なくとも入院を要する重症の疾患の患者に対して入院中のケア充実や期間短縮が求められるこの時代には，関心が非常に高まっていることである.Abrams（2002）は，米国で毎年 10 万人以上の人々がECT 治療を受けていると見積もっている.

文献

Abrams R: Electroconvulsive Therapy, 4th Edition. New York, Oxford University Press, 2002

Accornero F: An eyewitness account of the discovery of electroshock. Convuls Ther 4:40–49, 1988

Babigian HM, Guttmacher LB: Epidemiologic considerations in electroconvulsive therapy. Arch Gen Psychiatry 41:246–253, 1984

Bini L: Professor Bini's notes on the first electro-shock experiment. Convuls Ther 11:260–261, 1995

Dukakis K, Tye L: The Healing Power of Electroconvulsive Therapy. New York, Penguin, 2006

Endler NS, Persad E: Electroconvulsive therapy: the myths and the realities. Toronto, ON, Hans Huber, 1988

Fink M: Meduna and the origins of convulsive therapy. Am J Psychiatry 141:1034–1041, 1984

Fink M: Convulsive therapy: a review of the first 55 years. J Affect Disord 63:1–15, 2001

Fink M: Induced seizures as psychiatric therapy: Ladislas Meduna's contribution in modern neuroscience. J ECT 20:133–136, 2004

Jenkusky SM: Public perception of electroconvulsive therapy: a historical review. Jefferson Journal of Psychiatry 10:2–11, 1992

Lebensohn ZM: The history of electroconvulsive therapy in the United States and its place in American psychiatry: a personal memoir. Compr Psychiatry 40:173–181, 1999

Lisanby SH: Electroconvulsive therapy for depression. N Engl J Med 357:1939–1945, 2007

McDonald A, Walter G: The portrayal of ECT in American movies. J ECT

17:264-274, 2001

Munk-Olsen T, Laursen TM, Videbech P, et al: Electroconvulsive therapy: predictors and trends in utilization from 1976 to 2000. J ECT 22:127-132, 2006

Ottosson JO: Experimental studies of the mode of action of electroconvulsive therapy. Acta Psychiatr Scand 35 (suppl):1-141, 1960

Palmer RL: Electroconvulsive Therapy: An Appraisal. Oxford, UK, Oxford University Press, 1981

Shorter R, Healy D: Shock Therapy: A History of Electroconvulsive Treatment in Mental Illness. New Brunswick, NJ, Rutgers University Press, 2007

Tharyan P, Adams CE: Electroconvulsive therapy for schizophrenia. Cochrane Database of Systematic Reviews, Issue 2. Art. No.: CD000076. DOI: 10.1002/14651858. CD000076. pub2, 2005

Thompson JW, Weiner RD, Myers CP: Use of ECT in the United States in 1975, 1980, and 1986. Am J Psychiatry 151:1657-1661, 1994

The U. K. ECT Review Group: Efficacy and safety of electroconvulsive therapy in depressive disorders: a systematic review and meta-analysis. Lancet 361:799-808, 2003

Indications for Use

2

使用の適応

John L. Beyer, M.D.

　ECTは統合失調症の患者の治療に最初開発されたが，それが成功したため他の精神疾患の患者に試みることが促進された．すべての試験が成功したわけではない．実際，同性愛，薬物依存，アルコール依存症，恐怖症や転換性反応の治療を求めてECTが患者に用いられたために，ECT治療者は患者を虐待しているとの不満が起こり，結果としてECTのスティグマとなった．しかしながら，試行錯誤の過程とその後の科学的臨床研究の結果により，現在ECTはより体系的に用いられている．ECTを用いるに際しては，現在2つの重要な要因が認められている．すなわち，①ECTが有効な適応となる診断，②これらの障害の経過でECTを用いる適切な時期，である．

適応となる診断

■ 気分障害

大うつ病性障害

　大うつ病エピソードは重篤な疫学的な問題である．米国の人口の約10〜15%

が生涯のある時期にこの状態に罹患するかもしれない．大うつ病エピソードの患者は，睡眠形態，食欲，性的衝動，体重，活動性および気分に深刻な変化を経験する（American Psychiatric Association 2000a）．この診断は，現在のエピソードに引き金がないことや併存する精神障害のないことを必ずしも意味しない．しかしながら，大うつ病エピソードの診断はうつ症状が重篤，広範かつ不適切に長期に及ぶことを示している（表2-1）．

1940年代までに，ECTはうつ病の非常に有効な治療法であることが知られていた．最初の抗うつ薬が1950年代に導入された時，比較研究の示すところではECTと抗うつ薬の有効性は同等であった．薬物（特に新規抗うつ薬）の使用が容易であることからECTは下火となるか，少なくとも治療アルゴリズムの下方に位置づけられた．

エビデンスを再審査すると，ECTは薬物よりもはるかに強力な抗うつ反応を実際示す可能性が示唆された．Fink（2001）は比較研究を後ろ向きに再検討し，標本数が少ないことによる統計学的な第2種の過誤（訳注：偽陰性）のあることに気がついた．彼はまた，ECTの有効性が高く出やすいことが，単に表面的妥当性だと受け取られている可能性があることも論じた．その理由として，ECTは薬物が無効な際にしばしば有効であること，より重篤なうつ病に用いられることが多いこと，効果出現がはるかに早いことを挙げた．

薬物療法の拡大にもかかわらず，大うつ病エピソードの治療が成功するのは60〜70％にすぎないと推定されている（American Psychiatric Association 2000b）．臨床試験や比較研究の示すところでは，ECTはあらゆる種類の大うつ病エピソードに有効である．原発性大うつ病エピソードの寛解率は80〜90％と推定されている（American Psychiatric Association 2000b）．非常に重症の患者に強力な抗うつ効果が認められたことから，ECTは最初，著しい自律神経症状（例えば，快楽消失，食欲不振，精神運動制止と午前中の症状悪化）を伴う大うつ病エピソードの亜型であるメランコリー型うつ病に最も有効と考えられた．ECTによる改善の程度はうつ病の重症度と直接相関すると見なす研究者がいた．残念ながら，臨床症状，病歴，対象者属性やその他の要因により臨床反応を予測する試みはほとんど成功しなかった（Weiner and Coffey 1988）．しかしながら，エビデンスの示すところでは，精神疾患や身体疾患を併存するエピソード（例えば，二次性うつ病）の患者や，今回のエピソードがそれまでの何種類かの薬物療法が奏効しなかった患者でECTの反応可能性は低下する

表2-1 大うつ病エピソードのDSM-Ⅳ-TR診断基準

A. 以下の症状のうち5つ（またはそれ以上）が同じ2週間の間に存在し，病前の機能からの変化を起こしている．これらの症状のうち少なくとも1つは，(1) 抑うつ気分，あるいは (2) 興味または喜びの喪失である．

注：明らかに，一般身体疾患，または気分に一致しない妄想または幻覚による症状は含まない．

(1) その人自身の言明（例：悲しみまたは空虚感を感じる）か，他者の観察（例：涙を流しているように見える）によって示される，ほとんど1日中，ほとんど毎日の抑うつ気分

注：小児や青年ではいらだたしい気分もありうる．

(2) ほとんど1日中，ほとんど毎日の，すべて，またはほとんどすべての活動における興味，喜びの著しい減退（その人の言明，または他者の観察によって示される）

(3) 食事療法をしていないのに，著しい体重減少，あるいは体重増加（例：1か月で体重の5％以上の変化），またはほとんど毎日の，食欲の減退または増加

注：小児の場合，期待される体重増加がみられないことも考慮せよ．

(4) ほとんど毎日の不眠または睡眠過剰

(5) ほとんど毎日の精神運動性の焦燥または制止（他者によって観察可能で，ただ単に落ち着きがないとか，のろくなったという主観的感覚ではないもの）

(6) ほとんど毎日の疲労感または気力の減退

(7) ほとんど毎日の無価値感，または過剰であるか不適切な罪責感（妄想的であることもある．単に自分をとがめたり，病気になったことに対する罪の意識ではない）

(8) 思考力や集中力の減退，または，決断困難がほとんど毎日認められる（その人自身の言明による，または他者によって観察される）．

(9) 死についての反復思考（死の恐怖だけではない），特別な計画はないが反復的な自殺念慮，または自殺企図，または自殺するためのはっきりとした計画

B. 症状は混合性エピソードの基準を満たさない．

C. 症状は，臨床的に著しい苦痛，または社会的，職業的，または他の重要な領域における機能の障害を引き起こしている．

D. 症状は，物質（例：乱用薬物，投薬）の直接的な生理学的作用，または一般身体疾患（例：甲状腺機能低下症）によるものではない．

E. 症状は死別反応ではうまく説明されない．すなわち，愛する者を失った後，症状が2か月を超えて続くか，または，著明な機能不全，無価値感への病的なとらわれ，自殺念慮，精神病性の症状，精神運動制止があることで特徴づけられる．

[American Psychiatric Association：Diagnostic and Statistical Manual of Mental Disorders, 4th Edition, Text Revision. Washington, DC, American Psychiatric Association, 2000（翻訳 高橋三郎他；DSM-Ⅳ-TR 精神疾患の分類と診断の手引 新訂版．医学書院，2003）より]

(Sackeim et al. 1990). Dombrovski et al. (2005) は，1993～1999年にECTを受けたうつ病患者で寛解の指標を評価した．彼らは，慢性うつ病/気分変調症と薬物治療抵抗性が非寛解の指標であることを見出した．より強力な反応を予測する可能性のある2つの指標は，急性の緊張病性特徴（本章後半の統合失調症

の節を参照）と妄想であった．

　1975年に Glassman et al. は，妄想の有無によりうつ病患者でのイミプラミンの反応が異なることを報告した．イミプラミンの治療により，妄想性うつ病患者は13名中3名しか反応しなかったのに対し，非妄想性うつ病患者では21名中14名が反応した．興味深いことに，改善を示さなかった10名の妄想性うつ病患者のうち9名が引き続き行われた ECT により回復した．同様の所見は，Avery and Lubrano（1979）により報告された．彼らは437名のうつ病患者の治療反応性を再評価した．すべての患者は最初に治療有効量のイミプラミンを投与され，247名（57％）が回復した．回復しなかった190名の患者はその後両側性 ECT で治療された．この中で156名（72％）が回復した．引き続く評価により，妄想性うつ病患者の中で，ECT で83％が改善したのに対し，イミプラミンでは40％であった．うつ病の重症度で反応を評価すると，重症うつ病患者の83％が ECT に反応したのに対しイミプラミンの反応率は35％であった．Kroessler et al.(1985) は17の研究による妄想性うつ病患者597名に対する治療反応を評価した．それによると，三環系抗うつ薬単独に対する患者の反応は34％であり，抗精神病薬単独に対しては51％であり，三環系抗うつ薬と抗精神病薬併用に対しては77％であり，ECT に対しては82％であった．ECT の有効性は高度に治療抵抗状態の患者，特に他の精神疾患を併存する患者では，厳密な登録基準を用いた研究での報告に比べて有意に低下すると思われることにも注意すべきである（Prudic et al. 2004）．この現象は ECT の同意の観点から重要である．なぜなら，臨床で ECT を照会される患者の多くがこのような範疇に該当するかもしれないからである．

　米国ではすべての ECT の80～90％は大うつ病エピソードの治療として行われる．1976年から2000年のデンマークでの ECT 使用を再検討した研究によれば，ECT の治療を受けた患者の主要な診断も単極性うつ病であったが，それでも単極性うつ病患者は全体の65％だった（Munk-Olsen et al. 2006）．著者らは，過去25年間のデンマークでの ECT 使用の傾向として，他の適応となる診断に比較し単極性うつ病患者の割合が高くなっていることを指摘している．

躁病

　双極性障害において，うつ病の反対の「極」は躁病である．躁病エピソード中，気分と活力が高揚するのが一般的で，患者の機能や統制が障害される

表2-2　躁病エピソードのDSM-Ⅳ-TR診断基準

A. 気分が異常かつ持続的に高揚し，開放的で，またはいらだたしい，いつもとは異なった期間が，少なくとも1週間持続する（入院治療が必要な場合はいかなる期間でもよい）．
B. 気分の障害の期間中，以下の症状のうち3つ（またはそれ以上）が持続しており（気分が単にいらだたしい場合は4つ），はっきりと認められる程度に存在している．
   (1) 自尊心の肥大，または誇大
   (2) 睡眠欲求の減少（例：3時間眠っただけでよく休めたと感じる）
   (3) 普段よりも多弁であるか，喋り続けようとする心迫
   (4) 観念奔逸，またはいくつもの考えが競い合っているという主観的な体験
   (5) 注意散漫（すなわち，注意があまりにも容易に，重要でないかまたは関係のない外的刺激によって他に転じる）
   (6) 目標志向性の活動（社会的，職場または学校内，性的のいずれか）の増加，または精神運動性の焦燥
   (7) まずい結果になる可能性が高い快楽的活動に熱中すること（例：制御のきかない買いあさり，性的無分別，またはばかげた商売への投資などに専念すること）
C. 症状は混合性エピソードの基準を満たさない．
D. 気分の障害は，職業的機能や日常の社会活動または他者との人間関係に著しい障害を起こすほど，または自己または他者を傷つけるのを防ぐため入院が必要であるほど重篤であるか，または精神病性の特徴が存在する．
E. 症状は，物質（例：乱用薬物，投薬，あるいは他の治療）の直接的な生理学的作用，または一般身体疾患（例：甲状腺機能亢進症）によるものではない．
   注：身体的な抗うつ治療（例：投薬，電気けいれん療法，光療法）によって明らかに引き起こされた躁病様のエピソードは，双極Ⅰ型障害の診断にあたるものとするべきではない．

[American Psychiatric Association：Diagnostic and Statistical Manual of Mental Disorders, 4th Edition, Text Revision. Washington, DC, American Psychiatric Association, 2000（翻訳　髙橋三郎他：DSM-Ⅳ-TR 精神疾患の分類と診断の手引　新訂版．医学書院，2003）より]

（American Psychiatric Association 2000a）（**表2-2** 参照）．ECTは急性躁病の有効な治療法である．総説が示すところでは，躁病患者の約80％がECTにより改善する（Mukherjee et al. 1994）．これらの患者の多くが薬物療法に反応しないことを考慮すると，この所見はなお一層印象的である．

　ECTが躁病治療に初めて導入された時，消耗と自殺による高い死亡率が突然低下したため，ECTがこの疾患の主要な治療法となった（Fink 2006；Ziskind et al. 1945）．しかしながら，リチウムと他の抗躁薬が，しばしば抗精神病薬との併用で，広くかつ成功裏に用いられるようになると，ECTは薬物療法に不耐性か抵抗性の患者のみに用いられるのが一般的になった．この状況は躁病患者に対してECTが十分に用いられないことを表しているかもしれない．初期の

症例報告レベルのエビデンスによれば，躁病はうつ病よりもECTに抵抗を示すかより多くの治療を要するとされていたが，これは誤りであることを最近の研究が示している．躁病患者に対するECTの使用を支持する研究はうつ病や統合失調症患者に対するものに比べて少ないが，急性治療に抵抗する躁病（Sienaert and Peuskens 2006）や安定化を維持するのに強力な治療を要する躁病（Nascimento et al. 2006）では，ECTを考慮すべきであると最近の報告は示している．さらに，せん妄性躁病や急速交代型躁状態の患者の治療に際し，ECTはより重要な役割を演ずるかもしれない（Fink 2000）．

■ 思考障害

統合失調症

　米国の人口の約1％は統合失調症に罹患している．この状態では，患者の能力が進行性に低下し，思考を統合することや現実と誤った認知を区別することができなくなる（American Psychiatric Association 2000a）（**表2-3**参照）．

　ECTは精神病の治療のために最初は開発されたが，統合失調症よりは気分障害の治療にはるかに有効であることに医師たちはすぐに気づいた．実際，初期の症例の再検討により，緊張病（統合失調症の亜型で，患者は縅黙で昏迷状態となり，たいてい奇妙な姿勢をとるか，過度の活動性を示す）で著明な治療効果が認められたであろうことが示されている．この状態は現在では気分障害としばしば関連している（Abrams and Taylor 1976）．

　1950年代に有効な抗精神病薬が開発されたため，少なくとも一次治療としては，統合失調症患者に対してECT単独では抗精神病薬より有効でないことが臨床試験の結果により示された（Krueger and Sackeim 1995；Small 1985；Tharyan and Adams 2005）．慢性でない統合失調症患者の急性期において，ECT治療による寛解率は40〜80％と推定され，緊張病や感情症状が顕著な患者ではより反応したようである（König and Glatter-Götz 1990）．ECTと抗精神病薬治療を初発統合失調症で比較した研究によると，薬物に反応しない緊張病患者と暴力的な患者がECTで治療された（Uçok and Cakr 2006）．ECT治療群の入院時の簡易精神症状評価尺度（Brief Psychiatric Rating Scale）得点はより高値を示していたが，退院時にはより低値となっていた．残念ながら，1年間の経過観察により再燃を多く認めた．

表2-3 統合失調症のDSM-IV-TR診断基準

A. 特徴的症状：以下のうち2つ（またはそれ以上），おのおのは，1か月の期間（治療が成功した場合はより短い）ほとんどいつも存在：
   (1) 妄想
   (2) 幻覚
   (3) まとまりのない会話（例：頻繁な脱線または減裂）
   (4) ひどくまとまりのないまたは緊張病性の行動
   (5) 陰性症状，すなわち感情の平板化，思考の貧困，または意欲の欠如
   注：妄想が奇異なものであったり，幻聴がその者の行動や思考を逐一説明するか，または2つ以上の声が互いに会話しているものであるときには，基準Aの症状を1つ満たすだけでよい．

B. 社会的または職業的機能の低下：障害の始まり以降の期間の大部分で，仕事，対人関係，自己管理などの面で1つ以上の機能が病前に獲得していた水準より著しく低下している（または，小児期や青年期の発症の場合，期待される対人的，学業的，職業的水準にまで達しない）．

C. 期間：障害の持続的な徴候が少なくとも6か月間存在する．この6か月の期間には，基準Aを満たす各症状（すなわち，活動期の症状）は少なくとも1か月（または，治療が成功した場合はより短い）存在しなければならないが，前駆期または残遺期の症状の存在する期間を含んでもよい．これらの前駆期または残遺期の期間では，障害の徴候は陰性症状のみか，もしくは基準Aにあげられた症状の2つまたはそれ以上が弱められた形（例：風変わりな信念，異常な知覚体験）で表されることがある．

D. 統合失調感情障害と気分障害の除外：統合失調感情障害と「気分障害，精神病性の特徴を伴うもの」が以下の理由で除外されていること
   (1) 活動期の症状と同時に，大うつ病，躁病，または混合性のエピソードが発症していない．
   (2) 活動期の症状中に気分のエピソードが発症していた場合，その持続期間の合計は，活動期および残遺期の持続期間の合計に比べて短い．

E. 物質や一般身体疾患の除外：障害は，物質（例：乱用薬物，投薬）または一般身体疾患の直接的な生理学的作用によるものではない．

F. 広汎性発達障害との関係：自閉性障害や他の広汎性発達障害の既往歴があれば，統合失調症の追加診断は，顕著な幻覚や妄想が少なくとも1か月（または，治療が成功した場合は，より短い）存在する場合にのみ与えられる．

統合失調症の縦断的経過の分類

これらの用語は，活動期の症状の始まりから少なくとも1年が経過した後，初めて適用できる．

「挿話性でエピソードの間欠期に残遺症状を伴うもの」：この用語は統合失調症の基準Aが適合する複数のエピソードがあり，エピソードの間欠期には臨床的に明らかな残遺症状が存在する経過の場合に適用される．もしこれら残遺期に顕著な陰性症状があれば，**「顕著な陰性症状を伴うもの」**と付け加えることができる．
「挿話性でエピソードの間欠期に残遺症状を伴わないもの」

(つづく)

表 2-3 の続き

「持続性」：この用語は，基準 A の特徴的な症状が経過のすべて（または大半）を通して満たされた場合に適用される．これに顕著な陰性症状を伴う場合には，**「顕著な陰性症状を伴うもの」**と付け加えることができる．
「単一エピソード，部分寛解」：これらの残遺症状が顕著な陰性症状を含んでいれば，**「顕著な陰性症状を伴うもの」**と付け加えることができる．
「単一エピソード，完全寛解」
「他のまたは特定不能の型」

[American Psychiatric Association：Diagnostic and Statistical Manual of Mental Disorders, 4th Edition, Text Revision. Washington, DC, American Psychiatric Association, 2000（翻訳 髙橋三郎他：DSM-Ⅳ-TR 精神疾患の分類と診断の手引 新訂版．医学書院，2003）より]

慢性統合失調症患者の寛解率や著明改善率ははるかに低く（わずか5〜10％），米国でこの疾患に対して施行されるのは全 ECT コースのうちの5〜10％にすぎない．しかしながら，ECT を安価に利用できている開発途上国の多くでは，統合失調症が米国よりも多く臨床適応であり続けている（Agarwal et al. 1992）．

統合失調症患者に ECT をいつ用いるかについての意見の一致は今のところない．米国精神医学会の ECT 委員会は，過去に ECT に良好な反応を示した患者，突然の精神病性悪化，緊張型統合失調症や統合失調感情障害で ECT の使用を推奨している．しかしながら，同委員会は統合失調症の陰性症状（例えば，引きこもり，緘黙，自己管理能力低下，感情の平板化）が優位な場合は ECT を推奨していない（American Psychiatric Association 2001）．英国王立精神医学会 ECT 専門委員会も，その報告書第2版で，陽性症状，感情症状，あるいは緊張病症状を示す統合失調症患者に対して ECT を推奨している（Royal College of Psychiatrists 1995）．対照的に，英国の国立医療技術評価機構（National Institute for Clinical Excellence）（2003）は，統合失調症患者に ECT を一般的に用いることは推奨していないが，緊張病は適応と考えている．

最近，併用療法の1つとして ECT を用いることに関心が高まっている．抗精神病薬と ECT を併用するとそれぞれを単独に用いるよりもより有効になることを納得させるエビデンスがある（Klapheke 1993；Krueger and Sackeim 1995；Sajatovic and Meltzer 1993；Weiner and Coffey 1988）．ECT と抗精神病薬の併用療法の有効性を評価した研究のメタアナリシスの中で，Painuly and Chakrabarti（2006）は統合失調症治療の最初の数週間で併用療法が抗精神病薬

のみより勝っていることを見出した．ECTを追加する主な利点は治療反応を加速することと考えられた．Braga and Petrides（2005）は文献を再検討し，併用療法は特に従来の治療に抵抗を示す統合失調症患者の安全で有効な治療戦略であると結論した．

Chanpattana and Andrade（2006）は，それぞれの単独治療よりも治療転帰を良好にする（長期にわたり患者の生活の質と機能を高めることを含む）ので，維持抗精神病薬療法と継続ECTを併用することを提唱している．適切に行われた1つの研究で，Chanpattana et al.(1999)はECTと抗精神病薬の併用療法が再燃予防に極めて有効であることを示した（治療を要した再燃回数は2回；95％信頼区間＝1.5〜2.5）．この所見が注目すべきなのは，比較対象がプラセボではなく実際の治療であったこと，対象が抗精神病薬に抵抗を示していたことである．この併用療法の効果により，統合失調症患者の最初の段階でさえECTの再考を訴える者（例えばHertzman 1992）も現れた．クロザピン非反応者に対してECTとクロザピンを併用することで特に印象的な結果が得られている（Kho et al. 2004）．

統合失調感情障害

統合失調感情障害には気分障害の要素が備わっていることから，この複雑な状態の治療でのECTの役割は明白である．薬物療法に十分に反応しない患者では，急性症状の治療にECTが付加的な役割を示すかもしれない．統合失調感情障害患者に対するECTは特に急性の気分症状（すなわち，うつや躁症状が精神病症状を伴う場合と伴わない場合）に関連して用いられる．統合失調感情障害では抗けいれん作用のある気分安定薬がよく用いられているため，発作閾値の高い可能性についての注意が必要である．統合失調感情障害患者のECTコース中に抗けいれん作用のある気分安定薬を中止することの損益は，個々の症例により臨床的に判断する．

■ 他の精神疾患

ECTは主要な気分障害と急性統合失調症の治療に成功したことから，他の精神疾患の患者に試みられてきた．気分変調性障害，不安障害，薬物乱用障害，摂食障害やパーソナリティ障害の治療に対しECTが有効であることを積極的に支持するエビデンスはない（Weiner and Coffey 1988）．しかしながら，これ

らや他の精神医学的状態がECTの適応となる診断と併存するかもしれないことを治療者は心にとめるべきである．興味深いことに，マスコミで描かれるECTは，反社会的行動を「治療する」という理由で最も一般的に行われていることになっているが，この診断に対してECTが無効であることは以前から知られている．McDonald and Walter（2001）が見つけたところでは，ECTを取り上げた20本の映画の中で，現実には最も多く適応となっている大うつ病の診断に対してECTが行われていた映画は3本にすぎない．

■ 一般的身体疾患

ECTには選択的な神経生物学的な作用があり，ある種の身体状態の治療に役立つかもしれない．しかし，他の治療に抵抗を示すか不耐性な患者に対してのみ紹介すべきである．神経遮断薬悪性症候群（Bhanushali and Tuite 2004；Ghaziuddin et al. 2002；Ozer et al. 2005；Trollor and Sachdev 1999），難治性パーキンソン病（Fregni et al. 2005；Ozer et al. 2005），ある種の難治性てんかん（Lisanby et al. 2001），そしてある種の内分泌疾患（下垂体機能低下症）（Pitts and Patterson 1979）について，他の治療がうまくいかなかった場合にECTに反応をしたとの証拠がある（Weiner and Coffey 1993）．パーキンソン病は，特にon-off現象がある場合にとりわけ反応を示すようである（Faber and Trimble 1991）．残念ながら，これらの症状が軽くなっても，せいぜい数週〜数か月しか続かない可能性がある．しかし，維持ECTを用いることで，より長期の効果を認めるかもしれない（「第13章 維持ECT」参照）．

ECTを用いる時期

■ ECTの一次使用と二次使用

一般的には，ECTは一次的あるいは二次的な治療のどちらかとして考慮可能である（American Psychiatric Association 2001）．ECTを一次的に用いるのは通常4つの場合である．すなわち，1）迅速な反応のための緊急の必要性のある場合（精神医学的あるいは身体医学的），2）他の代替治療法に比べてECTの危険性が低い場合，3）他の治療に比べてECTによく反応したとの病歴がある場合，4）患者がECTを強く希望した場合である．ECTを照会される患者の大

多数はこれらの条件を満たしていない．ECT は二次的治療として行われる．すなわち，1) 患者が他の治療法に対し反応が乏しいか他の治療法に耐えられない場合，あるいは，2) 患者の状態が悪化し，迅速に治療効果をあげる緊急の必要性を認める場合である．

最近では，エビデンスに基づいた医学と専門家の意見により作られた治療アルゴリズムにより，良好な臨床実践を確認する努力が行われている．ECT は発表された多くの気分障害のアルゴリズムの中に含まれているが（Beale and Kellner 2000），異なった治療段階で推奨されている．さらに，それぞれのアルゴリズムは，病気の重症度，それまでの薬物療法，確認される気分障害の症状や臨床経験に基づいて ECT を使用することを勧めている．

■ 児童期と青年期における ECT

ECT が児童期に用いられるのはまれであり，青年期でもあまり行われていないため，有効性と有害作用についての情報は非常に限られている．しかしながら，われわれが知る情報によれば，児童期と青年期において ECT が適応となる診断は成人と同じである．児童期と青年期の精神障害の治療に ECT があまり用いられていない要因は主に4つある．すなわち，1) 過激な方法と受け取られるものを小児に用いることは一般的にためらわれる，2) 児童精神科医に ECT の経験がない，3) 発作を誘発することは児童で「より有毒」という懸念がある（しかし，この懸念を支持するような説得力のある事実はない），そして，4) 一定の年齢の未成年者に ECT を用いることを禁止あるいは制限する法的規制が州によっては存在していることによる．これらの要因のために，多くの医師は，未成年者を，特に前思春期の児童の場合に ECT に紹介することには躊躇する．

青年に対する ECT 使用の情報が比較的不足しているために，18歳未満の思春期の若者に ECT を用いる前に，未成年者に対して治療経験のある精神科医にセカンドオピニオンを求めることを米国精神医学会(2001)は推奨している．12歳未満の小児の場合は，そのような専門家2名に相談することが推奨されている．青年期での ECT 使用ガイドラインは米国児童青年期精神医学会により作成されている（Ghaziuddin et al. 2004）．

■ 老年期の ECT

1990年代初めより，ECT を受ける高齢者の割合は高まっているようである

(Glen and Scott 1999；Thompson et al. 1994). この現象の原因の1つとしては，一般人口における高齢者数の全般的増加，高齢患者の精神障害の多くで障害の程度が強いこと，さらには，ECTに対する態度の変化がある（Consensus Development Conference 1993）.

ECTが高齢者のうつ病の治療に特に有効であることを示す報告がある(Flint and Rifat 1998). 高齢者のうつ病患者に対するECTについてのコクランレビューの中で，この年齢層に対するECTの有効性と安全性を示す無作為割付け試験は少ないことをStek et al.(2003)は報告した．実際のECTが模擬ECTに勝ることを結論づけた試験が1つあるが，この研究にはいくつかの方法的問題があり，再現試験の必要がある（O'Leary et al. 1994）. van der Wurff et al.(2003)は，より多くの研究の文献（非ランダム化試験を含む）による総説の中で，老年のうつ病患者で若年患者よりも有効性が高いことを強く支持する事実のあることを見出した．残念ながら，高齢者のうつ病患者の亜集団（認知症，パーキンソン病，脳血管障害を併存する症例）についてのECTの有効性と安全性は不明である．

高齢の患者に対するECTは一般的に安全であるが，実際には課題がある（Greenberg and Fink 1992；van der Wurff et al. 2003）. 文献によれば，ECTとの関連が推定される多くの重篤な合併症の報告がある．これらの合併症の原因としては，高齢患者が多くの身体疾患を抱えているという事実があり，それがECTの危険性を高めると考えられるかもしれない．既存の脳疾患はECTに関連した認知機能障害の可能性を高めるかもしれない．ECT中には患者の薬物動態の変化に合わせて使用薬物を調整する必要があるかもしれない．さらに，発作閾値は高齢患者で通常高いため，適切な発作を誘発するためには刺激強度をしばしば上げる必要がある．

寛解と治癒

ECTの適応を改めて知って，ECTコースは疾患のエピソードを寛解に導くものだということを臨床医は理解する必要がある．ECTが精神疾患を治癒させないのは，抗うつ薬がうつ病を治癒させず，抗精神病薬が精神病を治癒させないのと同様である．再発の危険性は高いままであり，それゆえ，治療医はECT後の継続療法についても取り組まねばならない（「第13章 維持ECT」参照）.

文献

Abrams R, Taylor MA: Catatonia: a prospective clinical study. Arch Gen Psychiatry 33:579-581, 1976

Agarwal AK, Andrade C, Reddy MV: The practice of ECT in India: issues relating to the administration of ECT. Indian J Psychiatry 34:285-298, 1992

American Psychiatric Association: Diagnostic and Statistical Manual of Mental Disorders, 4th Edition, Text Revision. Washington, DC, American Psychiatric Association, 2000a

American Psychiatric Association: Practice guideline for the treatment of patients with major depressive disorder (revision). Am J Psychiatry 157:1-45, 2000b

American Psychiatric Association: The Practice of Electroconvulsive Therapy: Recommendations for Treatment, Training, and Privileging (A Task Force Report of the American Psychiatric Association), 2nd Edition. Washington, DC, American Psychiatric Publishing, 2001

Avery D, Lubrano A: Depression treated with imipramine and ECT: the DeCarolis study reconsidered. Am J Psychiatry 136:559-562, 1979

Beale MD, Kellner CH: ECT in the treatment algorithms: no need to save the best for last. J ECT 16:1-2, 2000

Bertagnoli MW, Borchardt CM: A review of ECT for children and adolescents. J Am Acad Child Adolesc Psychiatry 29:302-307, 1990

Bhanushali MJ, Tuite PJ: The evaluation and management of patients with neuroleptic malignant syndrome. Neurol Clin 22:389-411, 2004

Braga RJ, Petrides G: The combined use of electroconvulsive therapy and antipsychotics in patients with schizophrenia. J ECT 21:75-83, 2005

Chanpattana W, Andrade C: ECT for treatment-resistant schizophrenia:a response from the Far East to the UK. NICE report. J ECT 22:4-12, 2006

Chanpattana W, Chakrabhand ML, Sackeim HA, et al: Continuation ECT in treatment-resistant schizophrenia:a controlled study. J ECT 15:178-192, 1999

Consensus Development Conference: Diagnosis and treatment of depression in late life: the NIH Consensus Development Conference statement. Psychopharmacol Bull 29:87-100, 1993

Dombrovski AY, Mulsant BH, Haskett RF, et al: Predictors of remission after electroconvulsive therapy in unipolar major depression. J Clin Psychiatry 66:1043-1049, 2005

Faber R, Trimble MR: Electroconvulsive therapy in Parkinson's disease and other movement disorders. Mov Disord 6:293-303, 1991

Fink M: Electroshock revisited. Am Sci 88:162–167, 2000

Fink M: Convulsive therapy: a review of the first 55 years. J Affect Disord 63: 1–15, 2001

Fink M: ECT in therapy-resistant mania: does it have a place? Bipolar Disord 8:307–309, 2006

Flint AJ, Rifat SL: The treatment of psychotic depression in later life: a comparison of pharmacotherapy and ECT. Int J Geriatr Psychiatry 13:23–28, 1998

Fregni F, Simon DK, Wu A, et al: Non-invasive brain stimulation for Parkinson's disease: a systematic review and meta-analysis of the literature. J Neurol Neurosurg Psychiatry 76:1614–1623, 2005

Ghaziuddin N, Alkhouri I, Champine D, et al: ECT treatment of malignant catatonia/NMS in an adolescent: a useful lesson in delayed diagnosis and treatment. J ECT 18:95–98, 2002

Ghaziuddin N, Kutcher SP, Knapp P, et al: Practice parameter for use of electroconvulsive therapy with adolescents. J Am Acad Child Adolesc Psychiatry 43:1521–1539, 2004

Glassman AH, Kantor SJ, Shostak M: Depression, delusions, and drug response. Am J Psychiatry 132:716–719, 1975

Glen T, Scott A: Rates of electroconvulsive therapy use in Edinburgh 1992–1997. J Affect Disord 54:81–85, 1999

Greenberg L, Fink M: The use of electroconvulsive therapy in geriatric patients. Clin Geriatr Med 8:349–354, 1992

Hertzman M: ECT and neuroleptics as primary treatment for schizophrenia (editorial). Biol Psychiatry 31:217–220, 1992

Kho KH, Blansjaar BA, de Vries S, et al: Electroconvulsive therapy for the treatment of clozapine nonresponders suffering from schizophrenia. Eur Arch Psychiatry Clin Neurosci 254:372–379, 2004

Klapheke MM: Combining ECT and antipsychotic agents: benefits and risks. Convuls Ther 9:241–255, 1993

König P, Glatter-Götz U: Combined electroconvulsive and neuroleptic therapy in schizophrenia refractory to neuroleptics. Schizophr Res 3:351–354, 1990

Kroessler D: Relative efficacy rates for therapies of delusional depression. Convuls Ther 1:173–182, 1985

Krueger RB, Sackeim HA: Electroconvulsive therapy and schizophrenia, in Schizophrenia. Edited by Hirsch SR, Weinberger DR. Cambridge, MA, Blackwell, 1995

Lisanby SH, Bazil CW, Resor SR, et al: ECT in the treatment of status epilepticus. J ECT 17:210–215, 2001

McDonald A, Walter G: The portrayal of ECT in American movies. J ECT

17:264-274, 2001

Mukherjee S, Sackeim HA, Schnur DB: Electroconvulsive therapy of acute manic episodes: a review of 50 years' experience. Am J Psychiatry 151:169-176, 1994

Munk-Olsen T, Laursen TM, Videbech P, et al: Electroconvulsive therapy: predictors and trends in utilization from 1976 to 2000. J ECT 22:127-132, 2006

Nascimento AL, Appolinario JC, Segenreich D, et al: Maintenance electroconvulsive therapy for recurrent refractory mania. Bipolar Disord 8:301-303, 2006

National Institute for Clinical Excellence: Guidance on the Use of Electroconvulsive Therapy: NICE Technology Appraisal Guidance 59. London: National Institute for Clinical Excellence, 2003

O'Leary DA, Gill D, Gregory S, et al: The effectiveness of real versus simulated electroconvulsive therapy in depressed elderly patients. Int J Geriatr Psychiatry 9:567-571, 1994

Ozer F, Meral H, Aydin B, et al: Electroconvulsive therapy in drug-induced psychiatric states and neuroleptic malignant syndrome. J ECT 21:125-127, 2005

Painuly N, Chakrabarti S: Combined use of electroconvulsive therapy and antipsychotics in schizophrenia: the Indian evidence. A review and a meta-analysis. J ECT 22:59-66, 2006

Parker G, Roy K, Hadzi-Pavlovic D, et al: Psychotic (delusional) depression: a metaanalysis of physical treatments. J Affect Disord 24:17-24, 1992

Pitts FN Jr, Patterson CW: Electroconvulsive therapy for iatrogenic hypothalamic-hypopituitarism (CRF-ACTH type). Am J Psychiatry 136: 1074-1077, 1979

Prudic J, Olfson M, Marcus SC, et al: Effectiveness of electroconvulsive therapy in community settings. Biol Psychiatry 55:301-312, 2004

Royal College of Psychiatrists: The ECT Handbook: The Second Report of the Royal College of Psychiatrists' Special Committee on ECT. London: Royal College of Psychiatrists, 1995

Sackeim HA, Prudic J, Devanand DP, et al: The impact of medication resistance and continuation pharmacotherapy on relapse following response to electroconvulsive therapy in major depression. J Clin Psychopharmacol 10:96-104, 1990

Sajatovic M, Meltzer HY: The effect of short-term electroconvulsive treatment plus neuroleptics in treatment-resistant schizophrenia and schizoaffective disorder. Convuls Ther 9:167-175, 1993

Sienaert P, Peuskens J: Electroconvulsive therapy: an effective therapy of medication-resistant bipolar disorder. Bipolar Disord 8:304-306, 2006

Small JG: Efficacy of electroconvulsive therapy in schizophrenia, mania, and other disorders, I: schizophrenia. Convuls Ther 1:263-270, 1985

Stek M, van der Wurff FB, Hoogendijk W, et al: Electroconvulsive therapy (ECT) for the depressed elderly. Cochrane Database of Systematic Reviews, Issue 2. Art. No.: CD003593. DOI: 10.1002/14651858. CD003593, 2003

Tharyan P, Adams CE:Electroconvulsive therapy for schizophrenia. Cochrane Database of Systematic Reviews, Issue 2. Art. No.: CD000076. DOI: 10.1002/14651858. CD000076. pub2, 2005

Thompson JW, Weiner RD, Myers CP: Use of ECT in the United States in 1975, 1980, and 1986. Am J Psychiatry 151:1657-1661, 1994

Trollor JN, Sachdev PS: Electroconvulsive treatment of neuroleptic malignant syndrome: a review and report of cases. Aust N Z J Psychiatry 33:650-659, 1999

Uçok A, Cakr S: Electroconvulsive therapy in first-episode schizophrenia. J ECT 22:38-42, 2006

van der Wurff FB, Stek ML, Hoogendijk WJ, et al: The efficacy and safety of ECT in depressed older adults: a literature review. Int J Geriatr Psychiatry 18:894-904, 2003

Weiner RD, Coffey CE: Indications for use of electroconvulsive therapy, in Review of Psychiatry, Vol 7. Edited by Frances AJ, Hales RE. Washington, DC, American Psychiatric Press, 1988, pp458-481

Weiner RD, Coffey CE: Electroconvulsive therapy in the medical and neurologic patient, in Psychiatric Care of the Medical Patient. Edited by Stoudemire A, Fogel BS. New York, Oxford University Press, 1993, pp207-224

Ziskind E, Somerfeld-Ziskind E, Ziskind L: Metrazol and electric convulsive therapy of the affective psychoses: a controlled series of observations covering a period of five years. Arch Neurol Psychiatry 53:212-217, 1945

Patient Referral and Evaluation

3

患者の照会と評価

John L. Beyer, M.D.
Mehul V. Mankad, M.D.

　前章で考察したように，ECT は精神疾患の強力な治療法である．しかしながら，ECT にはかなりの利益をもたらす見込みがある一方，相当の危険をもたらす可能性がある．それゆえ，特定の患者の治療計画の一部として ECT を考慮する際には，医師はその患者に対する施行手続きの損益を十分に評価する必要がある．本章ではこの評価の過程を概観し，損益評価を行う際に必要な情報に特に焦点を当て，ECT 実施の選択に影響するであろう情報を確認する．

ECT 前評価と診察

　現代の ECT は洗練された医学的処置であるので，この治療に照会された患者はすべて，十分な訓練を受け適切な施設で ECT を行う資格のある医師による評価を初めに受けなければならない（American Psychiatric Association 2001）．この評価には5つの目的がある．
　1．精神医学的病歴を完全にとり，ECT の適応を明確にする
　2．患者の既存の身体疾患と進行中の治療を概観し，起こりうる危険性の水準を評価するためにさらに必要な評価，検査や専門医の診察を決定する
　3．危険性を最小化し効果を最大化するための ECT 手技の適切な修正を推

奨する
4．選択可能なあらゆる治療について損益を比較する
5．インフォームド・コンセントの手続きを開始する

　ECT治療を進める前に医師が決定しなければならないのは，患者がECTに反応する状態にあること，およびECTによる介入の時期が適切であることである（「第2章　使用の適応」を参照）．この課題を行うために，医師は患者の現在の疾患の病歴を詳細にとり，極めて有効であった以前の精神医学的治療を見出すであろう．以前にECTが用いられているならば，通電条件，電極配置，治療回数，発作の時間と性質，治療中の使用薬物など，治療の詳細についての情報を集めねばならない．これらの情報は初回治療の至適薬物や刺激条件を決定するのに役立つであろう（「第5章　臨床適用」および「第6章　麻酔薬と他の薬物」を参照）．

■ 身体的評価

　詳細な病歴聴取と身体診察は，ECTに関連するかもしれない危険を評価し最小化するために重要である．精神医学的評価を綿密に行うことが診察の基本である．病歴聴取に含まれるのは，とりわけ患者の利き腕（電極配置の指標となるかもしれない）と歯並びであり，ほかには，頭部外傷の既往，自発発作や他の神経疾患がある．さらには，全身麻酔に対する過去の有害反応もECTの準備に関連する．術後の嘔気と嘔吐は全身麻酔の比較的一般的な続発症であり，各治療前の薬物に注意する．ECTの筋弛緩にはほとんどどこでもサクシニルコリンが用いられるので，偽コリンエステラーゼ欠損症や悪性高熱の既往や家族歴を最初の治療予定の前に麻酔チームに伝えるべきである．

　ECTの絶対的禁忌はないものの，治療の危険性を高める身体状態が知られている（**表3-1**）．一般的に，ECT前診察を行う精神科医は，患者にこれらの状態のどれかに該当する病歴や症状がないかどうか注意すべきである．

　さらに，ECTを実施する医師は，この処置に重要な部位に特に注目し身体診察を行うべきである（Tess and Smetana 2009）．医師は頭蓋骨の欠損や頭皮疾患（電極配置に影響するかもしれない）の形跡について頭皮を診察すべきであり，患者の歯並びについても評価すべきである．抜けそうだったりもろかったりする歯があれば，抜歯，バイトブロックの用い方の修正やECT開始前に保護的な口腔内補綴物作成が必要かもしれない（McCall et al. 1992；Minneman

表3-1 ECTの危険性を高める身体的状態

- 最近の脳内出血
- 最近の血栓塞栓性脳血管障害
- 腫瘤効果（mass effect）を示す脳内病変（腫瘍あるいは感染）
- 最近の心筋梗塞，特に後遺症のある場合
- 不安定狭心症または非代償性心不全
- 不安定脊椎骨折

1995）．

　不整脈，重症の高血圧，うっ血性心不全，大きな動脈瘤やインスリン依存性糖尿病のような重大な身体的問題では，専門医の診察が必要かもしれない．頭部外傷，脳内腫瘍，脳血管障害，てんかんや脳血管奇形に関連した問題が明らかでない場合は，神経学的な専門診察を考慮すべきである．さらに，ECTにより眼内圧が一過性に上昇するため（Edwards et al. 1990），狭隅角緑内障，管理が不良な広隅角緑内障や網膜剥離の患者に対しては，眼科専門医の診察が必要である．

　身体科専門医と相談する際には，紹介医は要望する情報を特定すべきである．患者へのECT施行を「身体的に許可する」ことを専門医に求めるべきではない．なぜなら，患者の担当精神科医とECT治療医だけが完全な損益分析を行う立場にあるからである．そうではなく，専門医に求めるべきは，相談に至った特定の身体状態に関連した危険性を適切に評価し，その危険性を最小化する方法を推奨してもらうことである．

■ 臨床検査と特殊検査

　ECT前の身体的精密検査は，外科や麻酔科の処置と同様に，患者の病歴，症状と年齢に一致したものでなければならない．必要な臨床検査は各患者により異なるが，少なくとも行うべきものとして，ヘマトクリットかヘモグロビン，血清電解質および心電図が挙げられている（American Psychiatric Association 2001）（表3-2）．しかしながら，最近では，血清電解質と心電図を健康な若年成人に一義的に行うことは疑問視されている．ECT前後のホルター心電図を解析した研究の示すところでは，心拍数の変動，心室性あるいは上室性の不整脈の頻度やST変化にはECTの影響が認められない（Rasmussen et al. 2004；Takada et al. 2005；Troup et al. 1978）．概していえば，心疾患のない患者に

表 3-2　必要な臨床検査と勧められる検査

必要な臨床検査	特別に必要な場合に勧められる検査
血算	甲状腺刺激ホルモン検査
基本的代謝セット	肝機能検査
	血中濃度（リチウム，バルプロ酸，カルバマゼピン）
	プロトロンビン時間/部分トロンボプラスチン時間/国際標準化比
	心電図
	胸部 X 線
	神経画像（CT または MRI）
	脳波
	神経心理学的検査

　ECT を用いても心臓は全般的に安全であることを文献が報告している．心疾患の病歴のある患者に対する治療の準備については，本章後半の「特別な身体状態の管理」についての節で論じられている．

　ECT 処置の結果として記憶障害が生じる可能性があるため，ECT を始める前に記憶能力を含む認知機能を少なくともベッドサイドで検査すべきである．本書執筆時点では，正式な神経心理学的検査を用いている施設はごく少数であるが，その際の推奨事項が示されている（Porter et al. 2008）．ECT 処置前に脳に問題のないこと（例えば，脳波，頭部 CT や脳 MRI）を必ず臨床評価している施設はほとんどない．しかしながら，既存の脳異常の証拠がある患者では，これらの検査を常に考慮すべきである．

　かなり以前には，ECT 治療医はすべての患者が脊椎 X 線検査を受けることを推奨していたが，筋弛緩薬の導入によりこの種の放射線処置を必ず行う必要はなくなった．しかしながら，筋骨格系の症状や脊椎やその隣接組織の疾患の既往のある患者では，X 線検査を考慮すべきである．

　表 3-3 に示すような ECT 前評価の実施要項が，医療の質を維持し過剰な検査を減らすために多くの施設で行われてきた．適切な病歴聴取と身体診察に適切な検査が加わることにより，患者の身体状態の評価が十分になされたことが保証されるであろう．

表 3-3　ECT 前評価の実施要項例

処置	必須	40歳以上	心血管障害	肺疾患	大量喫煙歴
精神科診察	×	×	×	×	×
ECT 専門診察	×	×	×	×	×
麻酔評価	×	×	×	×	×
インフォームド・コンセント	×	×	×	×	×
ヘモグロビン/ヘマトクリット	×	×	×	×	×
血清電解質		×	×	×	
心電図		×	×	×	×
胸部 X 線			×	×	×

■ 入院 ECT と外来 ECT

　一般的に，ECT は入院および外来の場で安全かつ有効な治療法である．ECT を提供する環境を考慮する際には，多くの要因を心に留めるべきである．臨床的には，ECT の実施にかかわらず，症状の重症度により入院が必要となるであろう．急性の希死念慮，抑えられない精神病性妄想や他の重症の精神症状を伴う患者では，ECT を開始する前に精神科病棟に入院することが必要になる可能性が高い．外来患者からの ECT についての相談前には，症状の重症度が不明であることもあるので，必要があれば外来での相談場所から入院病棟に入る際の確認事項を定めたしっかりした取り決めがあると役に立つ．もし患者が精神科的に外来患者として対応可能であれば，ECT は外来の場で提供することができる．さらに，入院患者として ECT を開始した患者の中には，ECT のコース中に主要な精神症状が改善し入院が必要でなくなる者もいるかもしれない．こうした患者は外来 ECT に移して，そのコースの ECT を終了するか，維持 ECT を行うことができる．

　入院前には特に ECT を考慮されていなかった精神科病棟の入院患者が ECT を紹介されるかもしれない．入院病棟の精神科医や看護師が教育的な資料（小冊子，ビデオなど）を利用できるようにすると，正式な専門診察の前に患者と ECT について検討することが可能となる．この過程を促進するためには，ECT に関する生涯医学教育を ECT 実施に直接は関与しない入院医療担当者に勧めるべきである．

■ 麻酔評価

　ECT 中は全身麻酔と筋弛緩が用いられるので，麻酔の術前評価が必要である．胃逆流，麻酔や手術に関する本人あるいは家族性の問題，現在のすべての投薬内容やアレルギーについての病歴はすべて記録すべきである．偽コリンエステラーゼ欠損症の患者では筋弛緩薬サクシニルコリンの代謝が障害され，無呼吸が遷延するかもしれない．全身麻酔時に無呼吸が遷延した既往歴や家族歴がある患者では，偽コリンエステラーゼ活性の検査が必要であろう．バルビツール酸麻酔ではポルフィリアの患者に問題が起こるであろう．米国麻酔学会は麻酔の危険に関連したさまざまな身体的状態を段階化している．クラス 4 または 5 と評価された患者では特に注意が必要である．危険性の高い患者では，麻酔科専門医は 1 または 2 日前に患者を診察すべきであり，さらに必要な検査や診察を指示し，治療前に治療法の修正や特別な準備が必要になるであろう．ECT 手技に関連した麻酔については，「第 6 章 麻酔薬と他の薬物」でより詳しく論じる．

■ ECT 手技の修正

　ECT 前評価の最も重要な観点の 1 つは，病歴や身体所見に基づいて ECT の手技を適切に修正することを推奨することである．頭蓋骨の欠損（例えば，外傷性の欠損，開頭術）のある患者では，解剖学的変化に合わせて電極配置を変更する必要があるだろう．同様に，ECT のための特別な前投薬が ECT 前評価で確認されることもある．

■ 薬物の管理

　患者が服用中のすべての薬物が，病状を悪化させたり ECT の有効性を低下させたりする可能性について，ECT 前評価の一部として再検討すべきである．関係する薬物で一般的に処方されているのは，リチウム，ベンゾジアゼピン，抗けいれん薬およびテオフィリンである．リチウムと ECT を併用すると認知機能障害，脳症や自発発作の危険性が高まるとのエビデンスはあるが，反論もある（Dolenc and Rasmussen 2005；Mukherjee 1993；Small and Milstein 1990）．

　ベンゾジアゼピンおよび他の抗けいれん薬は発作閾値を上昇させ，発作の有

効性を低下させる可能性が高い．患者の鎮静が必要ならば，ヒドロキシジンやジフェンヒドラミンがベンゾジアゼピンよりも通常好まれる．激しい興奮患者には抗精神病薬が好まれる．患者から安全にベンゾジアゼピンを漸減中止するには時間がかかり臨床的に許されないかもしれないので，ベンゾジアゼピン拮抗薬のフルマゼニルを麻酔薬投与数秒後に静注する医師たちもいる（Berigan et al. 1995）．抗けいれん薬の発作閾値に及ぼす影響——すなわち，電気的に誘発される発作の起きやすさ——に関してはかなりの懸念がある．特に，治療抵抗性大うつ病患者に対してこれらの薬物がますます頻繁に用いられているからである．しかしながら，すべての抗けいれん薬がこの点で同等の影響を示すのではないとの事実があり，ラモトリギンは他の薬物よりも問題が少ないとされている（Sienaert and Peuskens 2007）．

　ECTに照会されるのは，数種類の精神科薬物療法や薬物の併用を試され成功しなかった患者がほとんどである．ECT前に向精神薬をすべて中止する医師もいるが，薬物の半減期や患者の特別な必要性を考えると，いつでも実行できるわけではない．このような場合，危険性が低いならばECTの開始を遅らせるべきではない．精神病性の患者や激しい興奮患者では，ECT中に抗精神病薬の使用は許されるだろう．これらの薬物は患者に特に有用であり，ECTの忍容性は薬物の影響を受けなかった（Nothdurfter et al. 2006）．

　薬物療法を併用することでECTの治療効果が増強することを示す医師がいる．しかしながら，この可能性を支持する事実は限定されており，ECTと三環系抗うつ薬の併用の利点を示す研究はごく少数である（Baghai et al. 2006；Sackeim et al. 2009）．中規模の後ろ向き症例集積研究（ケースシリーズ）に基づき，Baghai et al.(2006)は，発作持続時間はほとんどの抗うつ薬に影響を受けないが，選択的セロトニン再取り込み阻害薬（SSRI）は発作活動を全般的に延長することを示した．さらに，この著者らは，三環系，SSRIやミルタザピンを投与された患者群で治療効果が有意に増強すると考えた．より最近の大規模前向き研究で，Sackeim et al.(2009)はECTの反応がノルトリプチリンやより軽度にはvenlafaxineで増強することを報告した．彼らは，ノルトリプチリンの併用によりECTに伴う記憶障害が軽減することも見出した．そして，venlafaxineでは逆のようであった．当然，このような新奇な注目される所見には確証が必要である．

　治療医は，ECTの当日にどの薬物をどのように投与すべきかについて熟知し

ていなければならない．患者は通常 ECT 前日の深夜以降は絶飲食となる．ECT 中に保護的に働く経口薬（例えば，降圧薬，抗不整脈薬，鎮痛薬，逆流防止薬）は ECT の 2 時間前までに少量の水で投与可能である．分泌物を少なくするために抗コリン薬（例えば，glycopyrrolate やアトロピン）を投与する場合，通常 ECT の 15 分前までに静注する．副交感心循環系作用をできるだけ少なくするためには，治療時に静注するのが最善である（「第 6 章 麻酔薬と他の薬物」参照）．緑内障の患者では，治療前に眼科用 β ブロッカー遮断薬を用いることが，高血圧性の反応を抑えて眼圧上昇を防ぐことになる．喘息，慢性気管支炎や慢性閉塞性肺疾患の患者では，ごく短時間で気管支を拡張する喘息用吸入薬の使用を全身麻酔導入前に考慮すべきである．

ECT の状況では，発作時間を延長する薬物の使用に注意すべきである．米国では広く用いられなくなっているが，テオフィリンは発作時間の延長やてんかん重積の危険性を高める（Fink and Sackeim 1998）．（訳注：日本では気管支拡張薬として広く用いられている．ECT 手技として最近，発作誘発の増強作用を再評価する報告がある．）

特別な身体状態の管理

■ 心血管疾患

ECT の心血管系に対する危険性は，ECT によるストレスそのもの（「第 9 章 心血管系反応」参照）と患者の冠動脈疾患の重症度と安定度の結果である（Applegate 1997）．研究が示すところでは，心疾患を伴う患者では伴わない患者よりも ECT 中の心臓合併症の率が高く（Zielinski et al. 1993），既存の異常の種類により実際に起こる心臓合併症の種類を予測できることが多い．したがって，ECT 後の不整脈は ECT 前の不整脈の存在と相関している（Huuhka et al. 2003）．しかしながら，心臓合併症のほとんどは一過性であり，ECT の遂行を妨げない．

高血圧や冠動脈疾患の患者は ECT 治療開始前に安定化させるべきである（Weiner et al. 2000）．ひとたび安定化すれば，毎回の ECT 治療前にその薬物を服用させた方がよい．冠動脈疾患患者の ECT 治療中には交感神経遮断薬をその場で用いることを考慮しておく（「第 6 章 麻酔薬と他の薬物」参照）．

心臓のペースメーカー使用中の患者のECTについての後ろ向き研究の結果では，一般的な心電図監視以外に特に注意は必要ない（MacPherson et al. 2006）．心臓ペースメーカー使用中の患者では，人工的な拍動のために病的な不整脈の可能性は通常低下する．デマンド型のペースメーカーは治療時に固定モードに変更し，不適切な作動を防ぐことが必要であろう．同様に，ある種の埋め込み型除細動器は各回治療直前に非侵襲的に稼動しない状態にする必要がある（Pinski and Trohman 1995）．いずれの場合でも，不明な点があれば循環器科の専門医の助言を求めるべきである．

■ 糖尿病

ECT は糖尿病のある精神疾患患者にしばしば行われる．糖尿病患者では，血糖値の管理やインスリンの必要量が治療期間中あるいは毎回の治療後に通常は変化しない（Rasmussen et al. 2006）が，個人間での差はある．変化が避けがたく生じる場合は，食事や活動レベルの変化と関連しているのが普通である（Netzel et al. 2002）．非糖尿病患者では，ECTが血糖値に臨床的に意味のある影響を及ぼすことはないことを研究が示している（Rasmussen and Ryan 2005）．

患者は各治療の前に絶飲食となるので，糖尿病患者では糖尿病治療薬の処方計画を調整しなければならない（Finestone and Weiner 1984）．特にインスリンの量は，ECT 当日に減量または分割投与するか，その両方が必要であろう．できれば，インスリンを必要な患者では日中できるだけ早い時間に治療すべきである．多くの治療医は，患者が治療前に長時間待機する場合や患者の糖尿病が不安定な場合には，グルコースを含む点滴を用いる．低血糖は発作の代謝的な危険性を高めるので，各治療30分前に指穿刺による血糖値を検査すべきである．

■ 喘息

ECT では全身麻酔を必要とするので，喘息患者では特別なケアが必要である．しかしながら，ECT は喘息患者に概して安全と思われる．ECT を行った34名の喘息患者についての後ろ向き研究の中で，Mueller et al.(2006) は4名（12％）が合計5回にわたって喘息の悪化を来したことを見出した．いずれの悪化も標準療法により治療が成功し，すべての患者はECTのコースを終了した．テオフィリンは発作時間を有意に延長し，遷延発作の危険性を高めるので

(Rasmussen and Zorumski 1993),投与量を最小限とし,各治療前に血中濃度を測定し安定した値を確認すべきである.

■ てんかん

抗けいれん薬はECTの適切な発作を誘発するのを困難にすることがよく知られている.ただ,ラモトリギンは例外であるとのエビデンスがある(Sienaert and Peuskens 2007).いまだ,てんかん患者に対してECTを最善に臨床実践するのに活用できる研究結果は限られている.一般的に,抗けいれん薬の用量は最小限にすべきであり,ECT当日の朝の薬は治療後まで内服を延期すべきである.血糖値の管理と同様に,抗けいれん薬の血中濃度はECT治療前に検査し,安定した値を確認すべきである.ECTを実施した43名のてんかん患者のケースシリーズを扱った総説で,Lunde et al.(2006)は,大多数では併用の抗けいれん薬の用量を減ずることなくECTで適切な発作が得られたが,少数の患者では減量を要したことを見出した.著者らは治療コース中に7名が自発発作を示したことも観察したが,そのうち数名では偽発作や非発作性の現象の可能性も大いにありそうであった.

■ 妊娠

妊娠はECTの禁忌ではないが,すべての妊婦に対しては産科の専門診察が推奨されている.さらに,必要な場合は非侵襲的な胎児監視を行うべきである(Anderson and Reti 2009;Walker and Swartz 1994;Wisner and Perel 1998).ECTで用いられる薬物に催奇形性や他の有害作用のあることは知られていない.しかしながら,妊娠の最後の3か月では,成長した胎児の存在がもたらす腫瘤効果(mass effect)により胃の逆流の危険性が高まるかもしれない.

■ 頭部外傷

頭蓋骨に欠損のある患者では,電流がインピーダンスの低い経路で脳内に流れることを防ぐために刺激電極の配置を修正する必要があるだろう(「第4章 基礎」参照).

リスク-ベネフィットの検討

　患者のECT治療の決定は，ECTとそれに代わる治療についての注意深いリスクとベネフィット（損益）の分析を経てなされる．ECTの診断的および戦略的適応については「第2章　使用の適応」で論じた．そこで述べたように，ECTは患者が向精神薬に抵抗性か不耐性の場合に用いられるのが典型的ではあるものの，最後の治療手段とみなすべきではない．場合によっては，ECTが初回治療として選択されるであろう（American Psychiatric Association 2001）．

ECT照会時の評価記録

　ECT前の評価は，その患者の入院担当医あるいは外来担当医以外が行えば，セカンドオピニオンということになる．だれがECT前評価を行うかにかかわらず，その報告は本章に示された主要な項目の内容に添うべきである．何よりも，ECT治療を進めることを決めるには，ECTの効果が見込まれる診断があり，他の治療法が成功しなかった裏づけが必要であろう．もしもECTが一次治療の選択肢であれば，その論理的根拠をきちんと示した文書を記録すべきである．

　診断を確定し，ECTを正当化することに加えて，専門家に相談した医師はECTに関連した具体的な計画を記録するべきである．そこには，電極配置，患者のいつもの処方計画の修正，ECT前またはECT後の薬物追加，さらに麻酔に関連した問題が示されていなければならない．予測されるおおよその治療回数も記録に含まれるであろう．もしもECTが推奨されない場合，ECT担当者は元の治療チームにより検討されなかった代替治療の選択肢を勧めることもある．ECT前評価ではインフォームド・コンセントの方法についても触れるべきだが，評価自体は一般に正式の文書によるインフォームド・コンセントにとって代わるものではない．

インフォームド・コンセント

　あらゆる侵襲的医療行為（特に全身麻酔を要するもの）と同様に，ECTについてはインフォームド・コンセントを取得しなければならない（American

表 3-4　ECT のインフォームド・コンセントの要素

- 治療の有益性についての情報（効果の持続期間の見込みを含む）
- 治療の危険性（起こり得る有害作用）についての情報
- ECT の代替療法についての情報
- 患者の意思決定能力の評価

Psychiatric Association 2001）．精神科医は薬物療法の開始前に患者から口頭で同意を得ることが通例であるが，米国においては，侵襲的処置に関する同意の基準として文書によるインフォームド・コンセントを要する．ECT のインフォームド・コンセントの手続きについての法律は州ごとにかなり異なっている．例えば，いくつかの地域では，インフォームド・コンセントに州の法規に認められた特別な情報を含まなければならない．治療医は地方の法的要求事項に精通しなければならない（Harris 2006）．

　同意が有効と考えるには，4 つの基準を満たさなければならない（**表 3-4**）．患者には損益の情報に加えて代替治療法についての情報も提供しなければならない．さらに，患者は同意能力がなければならないし，同意者は自分で決定をしなければならない．

　ECT のインフォームド・コンセントは ECT 治療チームの医師が取得すべきである．全身麻酔の同意は麻酔チーム（すなわち，麻酔科医またはその指名者）が別に取得すべきである．

　同意はいつでも急性期治療コースの初回治療の前に取得しなければならない．継続・維持 ECT はまた別の治療形態であり，インフォームド・コンセントは最初とその後は少なくとも 6 か月ごとに別の同意文書を用いて再取得しなければならない．なぜなら，維持治療の目的は，治療よりは予防が一般的だからである．1 つの治療コースの中で数週間の間をおいて個々の治療を連続的に行うことは例外的である．治療コースは一連のものなので，各治療に対する同意は必要ない（州法で必要なまれな場合を除いて）．しかしながら，患者も医師も，インフォームド・コンセントは継続中の治療経過によって変わり得るものであり，同意者は一連の治療中のいつでも ECT の同意を撤回できることを理解しておく必要がある．

　ECT についての情報は，単に同意文書に署名を得るだけを目的とすることなく，むしろ同意者が詳しい情報に基づいた決定を可能にするために示すべきで

ある．この過程では，医師は同意者に平易で理解可能な情報を提供することが必要である．危険性が特に高まる状況や治療法の大きな修正も伝えるべきであり，その情報交換は診療録に記録すべきである．

　大部分の州は最小限の情報を伝える正式の同意用資料を必要としている．この情報は1種類の同意文書あるいは2つの文書，すなわち短文の正式の同意文書（付録Dの例を参照）と長文の患者用情報印刷物（付録Cの例を参照）で提供される．米国精神医学会はこの資料には9つの一般的な領域の患者用情報を含むことを推奨している（American Psychiatric Association 2001）．

1．ECTの手技の記載（治療時間と場所，典型的な治療回数）
2．ECTを推奨する理由と医師
3．代替治療法
4．効果が一時的かもしれないこと
5．重大な危険性（死亡率，心血管系合併症および認知障害）の可能性と予想される重症度および一般的な軽度の危険性
6．行動制限の必要性があり得るとの記載
7．ECTの同意は自発的なもので，いつでも撤回可能であることの承認
8．推奨された治療についての質問にいつでも回答するとの申し出と質問をする際に連絡する人の名前
9．ECTの同意は，患者に意識がない間に必要となった緊急の内科的あるいは外科的な治療を受ける（非常にまれな事象）ことについての同意も含むとの申し立て

　上述の患者用情報資料に加えて，特に患者教育用に作成されたより詳細な文書やビデオを補助的に用いる治療医もいる．患者教育用の図書やビデオの目録は付録Bで参照可能である．事実の示すところでは，重症うつ病の高齢患者であってもECTに同意する能力が多くの場合保たれている（Lapid et al. 2004）．同意能力がないことを示す説得力のあるエビデンスがない限り，患者には同意能力があるとみなすべきである．患者に同意能力があるならば，1）治療の対象となる病気の性質と重篤度を理解でき，2）治療法についての情報を理解でき，さらに，3）この情報に基づいて合理的な反応を示すことができなければならない．以上の指針に基づく能力を患者が持ち合わせないならば，インフォーム

ド・コンセントは州や連邦法令により，多くの場合法廷が指名した保護者から取得しなければならない．地域によっては，代理決断者として以前に認定されていない近親者は，同意能力のない患者のインフォームド・コンセントを行うことができないかもしれない．複雑な状況では，病院の相談室や精神科医や病院の医療過誤危機管理室などで医事法制上の支援を利用できるであろう．

　同意文書（急性期および維持・継続 ECT）の例を付録 D に示している．これらの文書は，ECT が実施される地域の特別な要求に合わせて変更可能なひな形である．

文献

American Psychiatric Association: The Practice of Electroconvulsive Therapy: Recommendations for Treatment, Training, and Privileging (A Task Force Report of the American Psychiatric Association), 2nd Edition. Washington, DC, American Psychiatric Publishing, 2001

Anderson EL, Reti IM: ECT in pregnancy: a review of the literature from 1941-2007. Psychosom Med 71:235-242, 2009

Applegate RJ: Diagnosis and management of ischemic heart disease in the patient scheduled to undergo electroconvulsive therapy. Convuls Ther 13:128-144, 1997

Baghai TC, Marcuse A, Brosch M, et al: The influence of concomitant antidepressant medication on safety, tolerability and clinical effectiveness of electroconvulsive therapy. World J Biol Psychiatry 7:82-90, 2006

Berigan TR, Harazin J, Williams HL: Use of flumazenil in conjunction with electroconvulsive therapy. Am J Psychiatry 152:957, 1995

Dolenc TJ, Rasmussen KG: The safety of electroconvulsive therapy and lithium in combination: a case series and review of the literature. J ECT 21:165-170, 2005

Edwards RM, Stoudemire A, Vela MA, et al: Intraocular pressure changes in nonglaucomatous patients undergoing electroconvulsive therapy. Convuls Ther 6:209-213, 1990

Finestone DH, Weiner RD: Effects of ECT on diabetes mellitus: an attempt to account for conflicting data. Acta Psychiatr Scand 70:321-326, 1984

Fink M, Sackeim HA: Theophylline and the risk of status epilepticus in ECT. J ECT 14:286-290, 1998

Harris V: Electroconvulsive therapy: administrative codes, legislation, and professional recommendations. J Am Acad Psychiatry Law 34:406-411, 2006

Huuhka MJ, Seinela L, Reinikainen P, et al: Cardiac arrhythmias induced by

ECT in elderly psychiatric patients: experience with 48-hour Holter monitoring. J ECT 19:22-25, 2003

Klapheke MM: Electroconvulsive therapy consultation: an update. Convuls Ther 13:227-241, 1997

Lapid MI, Rummans TA, Pankratz VS, et al: Decisional capacity of depressed elderly to consent to electroconvulsive therapy. J Geriatr Psychiatry Neurol 17:42-46, 2004

Lunde ME, Lee EK, Rasmussen KG: Electroconvulsive therapy in patients with epilepsy. Epilepsy Behav 9:355-359, 2006

MacPherson RD, Loo CK, Barrett N: Electroconvulsive therapy in patients with cardiac pacemakers. Anaesth Intensive Care 34:470-474, 2006

McCall WV, Minneman SA, Weiner RD, et al: Dental pathology in ECT patients prior to treatment. Convuls Ther 8:19-24, 1992

Minneman SA: A history of oral protection for the ECT patient: past, present, and future. Convuls Ther 11:94-103, 1995

Mueller PS, Schak KM, Barnes RD, et al: Safety of electroconvulsive therapy in patients with asthma. Neth J Med 64:417-421, 2006

Mukherjee S: Combined ECT and lithium therapy. Convuls Ther 9:274-284, 1993

Netzel PJ, Mueller PS, Rummans TA, et al: Safety, efficacy, and effects on glycemic control of electroconvulsive therapy in insulin-requiring type 2 diabetic patients. J ECT 18:16-21, 2002

Nothdurfter C, Eser D, Schule C, et al: The influence of concomitant neuroleptic medication on safety, tolerability and clinical effectiveness of electroconvulsive therapy. World J Biol Psychiatry 7:162-170, 2006

Pinski SL, Trohman RG: Implantable cardioverter-defibrillators: implications for the nonelectrophysiologist. Ann Intern Med 122:770-777, 1995

Porter RJ, Douglas K, Knight RG: Monitoring of cognitive effects during a course of electroconvulsive therapy: recommendations for clinical practice. J ECT 24:25-34, 2008

Rasmussen KG, Ryan DA: The effect of electroconvulsive therapy treatments on blood sugar in nondiabetic patients. J ECT 21:232-234, 2005

Rasmussen KG, Zorumski CF: Electroconvulsive therapy in patients taking theophylline. J Clin Psychiatry 54:427-431, 1993

Rasmussen KG, Karpyak VM, Hammill SC: Lack of effect of ECT on Holter monitor recordings before and after treatment. J ECT 20:45-47, 2004

Rasmussen KG, Ryan DA, Mueller PS: Blood glucose before and after ECT treatments in Type 2 diabetic patients. J ECT 22:124-126, 2006

Sackeim HA, Dillingham EM, Prudic J, et al: Effect of concomitant pharmacotherapy on electroconvulsive therapy outcomes. Arch Gen Psychiatry 66:729-737, 2009

Sienaert P, Peuskens J: Anticonvulsants during electroconvulsive therapy: review and recommendations. J ECT 23:120–123, 2007

Small JG, Milstein V: Lithium interactions: lithium and electroconvulsive therapy. J Clin Psychopharmacol 10:346–350, 1990

Takada JY, Solimene MC, da Luz PL, et al: Assessment of the cardiovascular effects of electroconvulsive therapy in individuals older than 50 years. Braz J Med Biol Res 38:1349–1357, 2005

Tess AV, Smetana GW: Medical evaluation of patients undergoing electroconvulsive therapy. N Engl J Med 360:1437–1444, 2009

Troup PJ, Small JG, Milstein V, et al: Effect of electroconvulsive therapy on cardiac rhythm, conduction and repolarization. Pacing Clin Electrophysiol 1:172–177, 1978

Walker R, Swartz CM: Electroconvulsive therapy during high-risk pregnancy. Gen Hosp Psychiatry 16:348–353, 1994

Weiner RD, Coffey CE, Krystal AD: Electroconvulsive therapy in the medical and neurologic patient, in Psychiatric Care of the Medical Patient, 2nd Edition. Edited by Stoudemire A, Fogel BS, Greenberg D. New York, Oxford University Press, 2000, pp419–428

Wisner KL, Perel JM: Psychopharmacologic agents and electroconvulsive therapy during pregnancy and the puerperium, in Psychiatric Consultation in Childbirth Settings: Parent- and Child-Oriented Approaches. Edited by Cohen RL. New York, Plenum, 1998, pp165–206

Zielinski RJ, Roose SP, Devanand DP, et al: Cardiovascular complications of ECT in depressed patients with cardiac disease. Am J Psychiatry 150:904–909, 1993

第 2 部

Electrical Stimulus and Procedure

電気刺激と手技

4

基礎

Richard D. Weiner, M.D., Ph. D.

　ECT に関わる医師にとっての目標は，適切な発作を起こすには十分で，重大な副作用を起こす危険が最も小さい電気刺激を与えることである．発作は大脳内の神経中枢の大規模な同期として始まる．これは自然にけいれん大発作が起きる時と同様である．電気刺激は，多くの異なった刺激投与の様式，刺激の型，刺激強度によって投与することができる．医師は治療において，それぞれの患者にとって安全で効果的な治療に必要な電気量を決定しなければならない．この決定には，いくつかの電気刺激についての基本的概念をよく理解することが重要である．

ECT に使用される電気波形

　電気刺激はその波形の種類によって分けることができる．波形は時間の関数として刺激の「姿」となる．歴史的に ECT に最も広く使用されている 2 つの波形はサイン波と短パルス波（Sackeim et al. 1994）であり，**図 4-1** に示しておく．

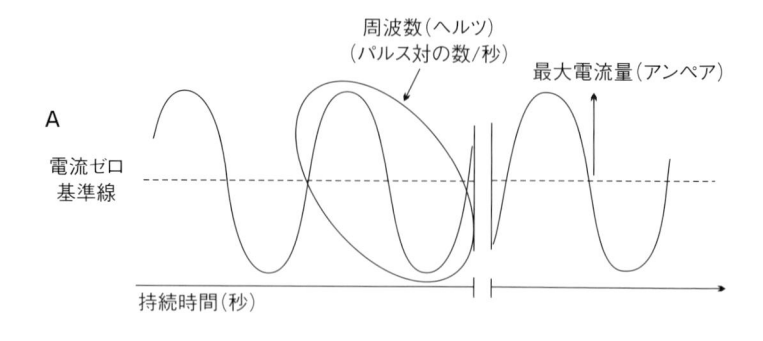

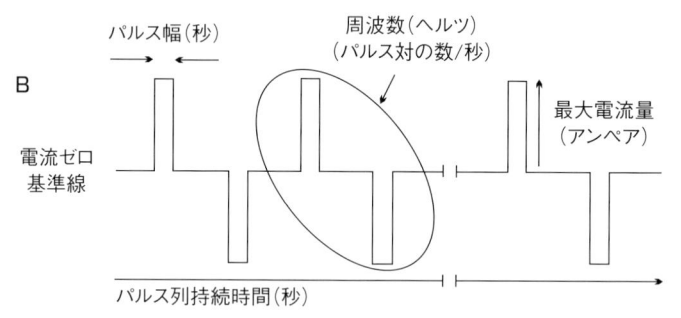

図4-1 サイン波（A）と短パルス波（B）の波形

■ サイン波ECT

　CerlettiとBiniが電気によって発作を誘発する実験を始めたとき（「第1章　電気けいれん療法の歴史」およびShorter and Healy 2007を参照），利便性の問題から壁コンセントから電気を利用した．それがサイン波だった．サイン波の電流は交互方向への電気の流れが続くことが特徴である．その交互方向への流れ，負の流れと正の流れが1秒間にどれくらい繰り返されるかが刺激の周波数とされ，ヘルツ（Hz）という単位で表される．米国の一般的な壁コンセントは60 Hzのサイン波である．つまり，1秒間に基準線からみて60回の正方向，負方向への刺激が発生し送られることとなる．

■ 短パルス波ECT

　1970年後半頃から多くの国々でサイン波のECTから短パルス波ECTに変

わってきている．サイン波の刺激と同じく，短パルス波の波形も双方向のものである（つまり，正と負の両方の相があるということである）．しかしながら，サイン波が継続的に起伏する波形であるのと対照的に，短パルス波はすばやく上下する矩形波の流れとして構成され，次の隣接する波が起こるわずかな時間では電気活動が起こっていない（**図4-1 参照**）．

短パルス波は4つの刺激要素によって構成されている．すなわち，パルス幅，パルス周波数，パルス列持続時間およびピーク電流である（**図4-1 参照**）．それぞれの波の幅は「パルス幅（pulse width）」と呼ばれ，ミリ秒（1,000分の1秒）の単位で表される．「パルス周波数（pulse frequency）」は1秒間のパルス波が何組あるかによって決まり，サイン波のときと同じでHzを単位として使用している．1秒間のパルス波の実際の数は周波数の2倍となる．例を**図4-1B**に示したように，パルス波の周波数が60 Hzのとき，刺激中の1秒間に電流ゼロの基準からみて正の刺激が60回，負の刺激が60回生じていることになる．「パルス列持続時間（duration）」は刺激が送られている時間を示していて，単位は秒である．これは実質には最初の波から最後の波までの経過時間と同じである．最後の要素は「ピーク電流（peak current）」であるが，これはおのおののパルスの最大強度であり，ゼロを基準として単位はアンペアで表される．

■ 超短パルス波ECT

1990年の終わりごろから超短波と呼ばれる波形に新たな関心が示されるようになった（Loo et al. 2007；Pisvejc et al. 1998；Sackeim et al. 2008）．操作的にいえば，「短」パルス波は波の幅は0.5〜2.0ミリ秒であるのに対し，「超短」パルス波は0.5ミリ秒以下である．（パルス幅の臨床的な意義については「第5章　臨床適用」にて議論することとする）．

電気刺激

■ 発作閾値

「発作閾値」とは発作を誘発するのに必要な電気総量のことであり，このことは「第5章　臨床適用」にて議論するが，臨床において刺激用量設定に不可欠なパラメータである．脳神経を賦活させる際の短パルス波の生理学的な効率性

は，急激な正負の転換が起こるという点で，サイン波よりも適している．その点で，比較的短い「オン」の時間は，脳内の内在性の神経電気信号——すなわち活動電位と類似したものである．このため，短パルス波の刺激はサイン波の刺激と比べて，全般発作を起こさせるに必要な電気刺激強度が少なくてすむのである．理論的には超短パルス波にも同様のことが言え，超短パルス波の方が神経興奮を起こさせる点ではるかに効率的であるし，そのことは発作閾値を上げにくいことと関係があるだろう．

■ 電流，電圧，インピーダンス

　すべての電気信号は3つの主要要素によって表すことができる．すなわち，電流，電圧とインピーダンスである．物理学上の意味として，「電流」とは回路の中を1秒ごとに流れる電子の数のことである．この場合，回路はECT装置，刺激ケーブル，電極，そして患者の頭から形成される．「電圧」とは刺激中に電子を送り出す力のことである．これがこのシステムの圧力である．「インピーダンス」とは電流の流れを障害する単位のことである．これは電流が流れるとき抵抗となるものの水準である．ECTにおいて「インピーダンス」という言葉と「抵抗」という言葉は同義で使用される．なぜなら，インピーダンスに潜在的に含まれるその他の力（すなわち，キャパシタンスとインダクタンス）は，ECTにとってはたいした意味を持たないからである．抵抗（あるいはインピーダンス）が大きくなればなるほど，電子の安定した流れのためには，大きな圧力（あるいは電圧）が必要となる．実際の場面では，ECTにおいて最も多く遭遇する大きな抵抗というのは電極の接触不良であって，このときには適切な電流を流すために大きな電圧を必要とすることになる．逆にインピーダンスが小さいときには，安定した電流のために必要な電圧は小さくなる．この電流と電圧と抵抗の間の関係はオームの法則と呼ばれ，次のような数式で表される．

　　電流＝電圧/抵抗

　このとき電圧はアンペア（A）もしくはミリアンペア（mA）によって，電圧はボルト（V），抵抗（インピーダンス）はオーム（Ω）によって表される．

刺激投与の様式

　使われる波形の違いに加えて，刺激が「定電流」で投与されるか，「定電圧」で投与されるかによってもECT装置は違いがある．オームの法則をこの電気刺激投与に当てはめると，ECTの装置は一定の電流（定電流装置）か電圧（定電圧装置）に設定されていることがわかる．いずれの場合においても，その強さというのはオームの法則にしたがって，抵抗の大きさによって変わってくる．電流の方が電圧に比べてECTにおいては生理学的に重要と考えられているので，刺激強度をよりよく調整するうえでは，一定の電流に保たれていることがより望ましい．

　別の言い方をすれば，現在米国で市販されているような定電流のECT治療器を用いれば，治療医は患者の受ける電流量（例えば，800 mA）をあらかじめ設定していることになる．オームの法則を適用すれば，理論的にはどのようなインピーダンスであったにせよ，それに合わせて電圧を変更することで，一定の電流に保つことができる．例えば，インピーダンスが150 Ωから300 Ωに2倍になったとしたら電流は一定には保つことができない．しかしながら，オームの法則をここでも適用して，電圧を120 Vから240 Vへと2倍にすれば保つことができる．実際，定電流型のECT装置では，インピーダンスがひどく上がった場合（例えば，電極の接触が極度に不良になる場合）には電流を一定の水準に保つ機能が破綻してしまう．その場合，装置は安全のために出力電圧を制限する（次節で考察する）．

インピーダンスに関しての臨床上の問題

　前節で述べたように，刺激電流が流れている間のインピーダンスというのはとても重要な尺度である．これは患者ごとに違うものであるし，同じ患者であってもECTのその施行ごとに異なるものである（Coffey et al. 1995；Sackeim et al. 1991, 1994）．

　ECTを施行する際において，最も大きなインピーダンスの要素はECTの電極の下に位置する頭皮組織である．頭蓋骨は内在する非常に高いインピーダンスであるから，大部分の電気刺激電流は電極と頭皮組織の間で逃げてしまい，

表4-1 インピーダンスが変化する原因

高インピーダンスの原因	低インピーダンスの原因
頭皮への電極の接触不良	刺激電極が接近しすぎている
頭皮接着面の準備不足	低インピーダンスの経路（汗，通電ゲル）
電極の接続の不備	

脳にまで届くことはない．その結果，脳に向かうインピーダンスが小さい抜け道（例えば，頭蓋骨の欠損）がない限りは，脳に実際に入る電気刺激はほんのわずかである．このため刺激電極は，欠損部位の上や欠損部位に隣接して配置すべきではない．

　頭蓋骨によって遮断されてしまうために，頭蓋骨を越えて入る電流の量というのは刺激電極にある量よりもごくごく少ないものとなる．加えて電流は広い表皮の領域に拡散するので，電流密度（すなわち，平方センチメートルあたりの電流量）はさらに減少することになる．頭蓋骨構造の高いインピーダンスを越えるのに電位が大きく低下するため，電気刺激は頭蓋骨を通過中にさらに減衰する．この現象は，脳実質の段階では，刺激電極部位と比べ電流も電位も著しく減少していて，ごく弱い電流しかニューロンを通過しないことを意味している．この結果は驚くことではない．ECT装置で強い電気刺激を与えても発作を誘発するに十分な神経活動を時には惹起することができないからである．

　頭皮のインピーダンスが低すぎると（例えば，100 Ω），頭皮で電流の短絡を起こす可能性があり，その結果脳に進入する電流が少なくなり，発作を誘発する有効性は低下する．この状況は，ECTの電極間の距離が非常に近すぎたり，通電性の媒体，例えば，汗，生理食塩水とか通電ゲルなどの低いインピーダンスの経路（短絡）で電極間が結ばれていたりする際に生じうる．これより多いのはインピーダンスが高くなることである．これは，電極が肌にしっかりと貼り付かずに，電流が流れる領域が狭くなったときに起こりうる．電圧は装置によって制限されているので，この状況では有効な電気刺激が送られる可能性が低くなる．加えて，皮膚がやけどする危険性が理論上高まる（最近の装置では非常にまれではあるけれども）．**表4-1**にインピーダンスを変化させる原因をまとめておく．

　米国の短パルス波ECT装置では，インピーダンスが高すぎたり，あるいは低すぎたりしないかを自動で確認する手順が組み込まれている．この機能は非

常に微量の電流をECTの回路(すなわち,ケーブル,配線,電極そして患者)に流して,刺激の前にインピーダンスが適切であるかを推定しているのである.この微量の電流というのはたとえしっかり覚醒していて注意を払っていたとしても気づかないくらいの,知覚閾値よりも低いものである.この微量の電流を流したときのインピーダンスは,実際の刺激の際のものよりも,典型的にはずっと大きいものである.この違いの理由は,電極の下にある頭皮のインピーダンスが電位に感受性が高く,電流が流れると瞬時にインピーダンスが下がるからである.このような理由で,電気刺激をしているときのインピーダンスは「動的」インピーダンスと呼ばれ(電気刺激の通過による変化と関連している),自己診断テスト時のインピーダンスは「静的」インピーダンスと呼ばれる(基準となるインピーダンスを反映している).典型的には動的インピーダンスは220 Ωくらい(だいたい120〜350 Ω)であり,静的インピーダンスは多くの装置では350から2,000 Ω(300〜3,000 Ωくらいの範囲)である.インピーダンスは女性の方が男性よりも高く,片側性電極配置の方が両極性電極配置よりも大きくなる(Coffey et al. 1995).同様にインピーダンスは刺激電極の大きさ(頭皮に接着している面積)と逆相関の関係にあるので,直径2インチ(約5 cm)のECT刺激電極を用いている米国では,それよりも小さい刺激電極を使用している国と比較してインピーダンスは小さくなる.

　先に記したように,著しく大きな強度の電気刺激が生じてしまうよくある原因は電極が頭皮に十分に密着していないことである(例えば,頭皮接着面の準備不足,すなわち通電ゲルが不足していたり,時には髪の毛が挟まっていたり,電極を頭皮に押し付ける力が足りなかったりすることによるもの).その他の理由で静的インピーダンスが高いのは,刺激ケーブルと電極の接続がゆるかったり,外れていたりする場合である.もし静的インピーダンスが非常に高かった場合〔例えば,Thymatron® System IVとDGx(http://www.thymatron.com)やMECTA spECTrum(http://www.mectacorp.com)では">3,000 Ω",MECTA SRとJRでは"failure"と表示される〕には,刺激ケーブルと電極を調べるべきである.その後,静的インピーダンスを再度測定して,安全に治療できるか確認する.MECTA spECTrumは持続的,自動的に静的インピーダンスを表示するのに対し,Thymatron®やMECTA SRやJRでは手動でインピーダンスを測定することが必要である.したがって,後者の装置の場合,刺激前の確認と評価を,実際の通電まぎわに行わなければならない(ただ,その前で

も静的インピーダンスが基準範囲内におさまっているかどうかみるために，追加測定がしばしば行われる）．

ECTによる電気の総量：電気量とエネルギー量

　多くの点から，通電される刺激強度の総量は，単一の総合的な強度の尺度として表されることが望ましい．このような尺度を使えば，例えば単一の数値として刺激の総量を表すことができる．このような2つの総合的な単位は電気量とエネルギーであって，双方とも現在の米国のECT装置では自動計算される．尺度の1つ「電気量」は，それぞれのパルス波の電流量と連続するパルス波の数によって産み出される結果を表わし，単位はミリクーロン（mC）である．それぞれのパルス波の電流量はそれぞれの波の電流の最大量（アンペア；A）とパルス幅（ミリ秒）によって表される．パルス波の数は周波数（ヘルツ；Hz）の2倍であって，通電時間（秒）の間続くことになる．

　例えば，0.5ミリ秒のパルス幅で0.8Aの電流の大きさで70Hzのパルス波が3秒間流れたとすれば，電気量は $0.5 \times 0.8 \times 2 \times 70 \times 3 = 168$ mC である．

　ECTの刺激用量を表すもう1つの尺度「エネルギー量」は，刺激時間を通じての電圧と電流が作り出すものとして定義される．電流が一定になるように設定されている装置では，オームの法則によって電圧は電流と動的インピーダンスに置き換えられる．すなわち，エネルギー量は明らかに動的インピーダンスと関係性がある．動的インピーダンスは刺激してしまうまでわからないことから，エネルギー量は電気量に対して刺激前には予測不可能なものであるといえる．これらの理由から，電気量の方がエネルギー量に比べて総刺激用量を表すのに優れているのである．

　米国で2008年12月現在製造されているECT装置について，装置ごとの特徴，刺激パラメータ，最大電気量とエネルギー量（動的インピーダンスを220Ωと仮定）を**表4-2**に示した．**図4-2**には装置の例を写真で示してある．これらの装置では，静的インピーダンスと動的インピーダンスの両方を含め，ECT刺激に関する必要な電気的出力の情報をプリントアウトできる．

表 4-2　米国で使われている ECT 装置の特性（2009 年 1 月現在）

特性	MECTA				Somatics		
	SR-1 and JR-1[a]	SR-2 and JR-2[a]	spECTrum 5000Q/4000Q[b]	spECTrum 5000M/4000M[b]	Thymatron® DGx[a]	Thymatron® DGx with FlexDial[a,c]	Thymatron® System IV[b]
最大電流（ミリアンペア）	500-800	800	500-800	800	900	900	900
周波数（パルス対/秒）	40-90	70	20-120	20-120	30-70	30-70	10-140
パルス幅（ミリ秒）	0.5-2.0	0.5-4.0	0.3-2.0	0.3-2.0	1.0	0.5-1.5	0.25-1.5
パルス列持続時間（秒）	0.5-2.0	0.5-4.0	0.5-8.0	0.2-8.0	0.5-4.0	0.1-8.0	0.1-8.0
電気量[d]（ミリクーロン）	20-576	20-576	5-576	6-576	27-504	25-504	25-504
エネルギー[d,e]（ジュール）	2.2-101	13-101	1-101	1-101	5-99	5-99	5-99
脳波モニター	SR-1 yes JR-1 no	SR-2 yes JR-2 no	5000Q yes 4000Q no	5000M yes 4000M no	Yes	Yes	Yes
コンピュータによるモニターと保存能力	No	No	Yes	Yes	Yes	Yes	Yes

a：第 2 世代装置
b：第 3 世代装置
c：任意に付加できる
d：本書執筆時点で，米国の ECT 装置の最大電気量は，この表に示す通り米国食品医薬品局から決められている。いくつかある，この最大電気量のほぼ 2 倍の電気量を許可されている国もいくつかある。同じ装置で，刺激パラメータを拡大して
e：エネルギーの単位は，動的インピーダンス 220 Ω と仮定したものである。

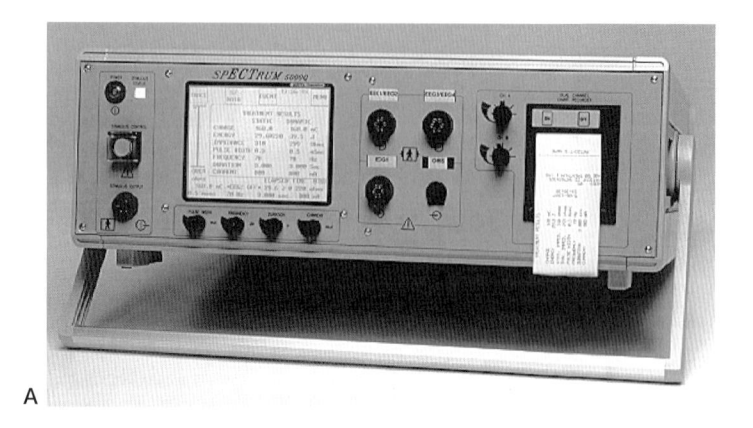

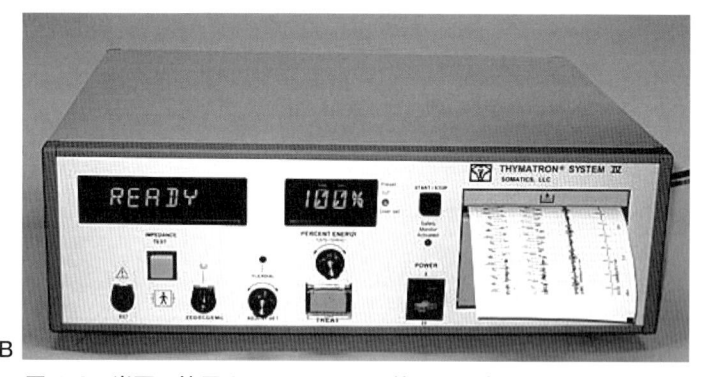

図 4-2 米国で使用されている ECT 装置の写真
A：MECTA spECTrum 5000Q　**B**：Thymatron® System Ⅳ　（Somatics 社の厚意により掲載）

文献

Coffey CE, Lucke J, Weiner RD, et al: Seizure threshold in electroconvulsive therapy, I: initial seizure threshold. Biol Psychiatry 37:713-720, 1995

Loo C, Sheehan P, Pigot M, et al: A report on mood and cognitive outcomes with right unilateral ultrabrief pulsewidth (0.3 ms) ECT and retrospective comparison with standard pulsewidth right unilateral ECT. J Affect Disord 103:277-281, 2007

Pisvejc J, Hyrman V, Sikora J, et al: A comparison of brief and ultrabrief pulse stimuli in unilateral ECT. J ECT 14:68-75, 1998

Sackeim HA, Devanand DP, Prudic J: Stimulus intensity, seizure threshold, and seizure duration: impact on the efficacy and safety of electroconvulsive therapy. Psychiatr Clin North Am 14:803–843, 1991

Sackeim HA, Long J, Luber B, et al: Physical properties and quantification of the ECT stimulus, I: basic principles. Convuls Ther 10:93–123, 1994

Sackeim HA, Prudic J, Nobler MS, et al: Effects of pulse width and electrode placement on the efficacy and cognitive effects of electroconvulsive therapy. Brain Stimulation 1:71–83, 2008

Shorter E, Healy D: Shock Therapy: A History of Electroconvulsive Treatment in Mental Illness. Piscataway, NJ, Rutgers University Press, 2007

Clinical Applications

5

臨床適用

Richard D. Weiner, M.D., Ph. D.

「第4章 基礎」で，ECTにおける電気刺激の性格と，電気刺激の重要なパラメータにどのような特徴があるのかを述べた．この章では，臨床において刺激用量がどのように選択されるかを論じる．発作の有効性，刺激電気量，刺激用量設定の方法，電極配置がそのテーマである．

刺激用量設定

第4章で述べたように，ECTにおける電気刺激の目的は，脳内に十分な全般性発作を誘発するのに必要十分な大脳への電流を作り出すことである．発作閾値は，ある患者にある決まった時点で，そのような発作反応を引き出す最低の電気刺激用量のことをいう．一連の発作がいかにしてECTの治療効果を生み出すのかはいまだ明らかではない．しかし，以下の4つの重要な点が確かなことであると一般に信じられている．

1. 全般性発作を誘発することが，治療効果を生み出すためには必要である．
2. 発作閾値をかろうじて超えるだけの電気刺激で生じた発作は，発作持続時間に関係なく有効性が乏しい．片側性ECTでは特にそうである

(Sakeim et al. 1987). おそらくこの作用は，超短パルス波の刺激で非常に顕著である．
3．発作閾値を著しく超える刺激用量による発作は，認知機能の副作用の増大に関与する．
4．治療効果をもたらす十分な発作を生じさせるために，刺激電気量は，ECT治療の回数を追うごとに増やす必要がある．

以上の点は，刺激用量を論じる際に基本となるものである．刺激用量を理解してもらうために，2つのパラメータ，発作の有効性と刺激電気量について以下に述べる．

発作の適切性

何年もの間，ECT治療は全般性の発作が出て一定の持続時間があれば治療的に適切であると考えられていた（Abrams 2002；American Psychiatric Association 2001；Ottosson 1960）．典型的な推奨できる最低発作時間は，20〜25秒の運動発作と25秒の脳波（EEG）上発作といわれた．発作は高齢患者では短くなる傾向があり，治療回数を追うごとに短くなる傾向もあった（Sackeim et al. 1991）ので，より発作時間の短い基準（60歳以上の患者なら，治療の後半では20秒未満の発作時間）を用いる治療医もいた．発作持続時間は，麻酔薬の用量，刺激用量が発作閾値を超える程度を含め，多くの他のパラメータの影響を受けることも考えられた．

最大の治療効果のために必要とされる正確な最低の発作持続時間はわかっていない．明確な基準を支持するデータは，1回の発作時間についてでも全治療回数の積算発作時間についてでも確かなものはないのである．このため，治療の適切性は，発作活動の秒数ではなく，臨床的な転帰に基づいて決められてきた．この章で後に述べるように，刺激を強くすると，発作は長くなるのではなく時にむしろ短くなり，刺激電気量と発作持続時間の関係は非直線的だというエビデンスがある（Frey et al. 2001）．最近では，持続時間以外の発作の他の特徴――例えば，発作時脳波の振幅，形状，発作後抑制の程度――が発作の適切性判断の方法として確実であり，刺激用量設定の指標として有効だとするエビデンスもある（Azuma et al. 2007；Krystal et al. 1998, 2000；Mayur 2006；

表 5-1 発作閾値に影響する要因

要因	発作閾値を上げる	発作閾値を下げる
年齢	高齢	若年
性別	男性	女性
薬物	ベンゾジアゼピン	ペンチレンテトラゾール
	抗けいれん薬	バソプレシン
	バルビツレート	ベンゾジアゼピンかアルコールの離脱[*]
		アンフェタミン
		三環系抗うつ薬[*]
		フェノチアジン系[*]
		リチウム[*]
		レセルピン
脳疾患	びまん性,非興奮性[*]	興奮性[*]
電極配置	両側性,両側前頭部[*]	片側性
	(より強い刺激量が必要)	(より少ない刺激量でよい)
電極接触	不良[*]	良好[*]
発作活動	数日以内の発作	
	(標準的な施行日程)	

[*]エビデンスは示唆的または理論的なもので,確定的なものではない.

Perera et al. 2004)(「第8章 発作時の脳波反応」を参照).

刺激強度(刺激電気量)

　ECT の刺激電気量が発作閾値に関して大きくなればなるほど(つまり発作閾値を大きく超えれば超えるほど),治療の有効性は増し,かつその回復は速くなる(Sackeim et al. 1993).しかし,刺激電気量が高いことは認知機能の副作用の増悪に直結する.したがって,合理的なやり方は発作閾値を中等度超える刺激を与えることであろう.残念ながら,このやり方にはいくつかの理由で複雑な点がある.

　発作閾値は,人によって大きく(40倍まで)異なり,治療回数を重ねるごとに上がっていくため治療ごとにも異なる(Sackeim et al. 1991).多くの要素が人の発作閾値に影響を与える(**表 5-1**).年齢,性別,麻酔薬,向精神薬,刺激電極配置,以前の ECT 治療の回数と時期などである.

　発作閾値を中等度超すためにはどの程度閾値を超える刺激が必要であるのか,まだ明らかではない.ただ,両側性の短パルス波 ECT の場合は,発作閾

値を 50～100％超える刺激が適当であると考えられている（発作閾値の 1.5～2 倍と等価）．一方，片側性の短パルス波 ECT では，発作閾値の 150～500％（つまり発作閾値の 2.5～6 倍）が適当と考えられる．超短パルス波の刺激電気量は，電極配置が片側性でも両側性でも短パルス波の場合より大きくなければいけないと信じる根拠はあるが，正確な電気量の幅を特定する十分な知見はまだ存在しない．次項で述べる刺激用量設定の方法は，この未解決の問題に取り組む試みである．

刺激用量設定の方法

　刺激電気量を決定するのに，2 つの方法が通常用いられている．用量滴定法と用量事前選択法である（American Psychiatric Association 2001）．3 つ目の方法として，脳波に基づく設定が提案されている（Krystal and Weiner 1994；Krystal et al. 2000）が，いまだ臨床適用には限界がある．

■ 用量滴定法

　用量滴定法（dose-titration method）を用いると，初回の治療で発作閾値を見積もることができる．本来の刺激用量設定は，その見積もりをもとにして続く 2 回目以降の回で行われる．この手法では，発作誘発にほどほどの（例えば 50％の）見込みのある刺激用量で初回治療を始める．理論的には，非常に低い刺激用量で始める方が低い発作閾値を持った患者の正確な閾値を見積もれるが，それだと発作閾値の高い患者に何度も再刺激を加えることになりかねない．発作閾値と性別，電極配置，年齢の各要素との既知の関係を考慮すれば，初回に必要となる再刺激の回数を最小化する刺激用量計画を作ることができ，同時にその計画によって，初回の発作閾値をそれなりに正確に知ることができる．現在米国で使われている ECT 装置を使った刺激計画の例は，デューク大学メディカルセンターでの短パルス波刺激の臨床経験（Coffey et al. 1995）に基づいたもので，**表 5-2～5-4** に掲げる．この 3 つの表で刺激計画を行う際の全般的な指示は**表 5-5** に示す．この刺激プロトコールは装置の使用者用マニュアルに記されているものとは異なっている可能性があることに注意してほしい．マニュアルは，科学的根拠よりも実験的根拠に基づいている傾向があるからである．

表5-2 MECTA SRとJRモデルの用量滴定法（短パルス波）

用量レベル	MECTA SR-1/JR-1					MECTA SR-2/JR-2	
	パルス幅(ミリ秒)	周波数(/秒=ヘルツ)	持続時間(秒)	電流(アンペア)	電気量(ミリクーロン)	エネルギーレベル[a]	電気量(ミリクーロン)
1（女性の片側性はここから）	1.0	40	0.50	0.8	32	1.0[b]	58
2（女性の両側性、または男性の片側性はここから）	1.0	40	0.75	0.8	48	1.0	58
3（男性の両側性はここから）	1.0	40	1.25	0.8	80	1.5	86
4	1.0	40	2.00	0.8	128	2.5	144
5	1.0	60	2.00	0.8	192	3.5	202
6	1.0	90	2.00	0.8	288	5.0	288
7	1.4	90	2.00	0.8	403	7.0	403
8	2.0	90	2.00	0.8	576	10.0	576

注：パルス幅、周波数、持続時間、電流はすべて可変。
a：実際には、最大電気量に相関する。1に設定すると最大電気量の10％となり、10の設定で最大電気量100％に等しくなる。
b：このレベルより低い設定は、発作誘発には刺激持続時間が短かすぎると思われる。

表 5-3 MECTA spECTrum モデルの用量滴定法（短パルス波）

用量レベル	MECTA spECTrum 4000Q/5000Q					MECTA spECTrum 4000M/5000M	
	パルス幅 (ミリ秒)	周波数 (/秒＝ヘルツ)	持続時間 (秒)	電流 (アンペア)	電気量 (ミリクーロン)	刺激レベル[a] (％)	電気量 (ミリクーロン)
1（女性の片側性はここから）	1.0	40	0.50	0.8	32	5	29
2（女性の両側性、または男性の片側性はここから）	1.0	40	0.75	0.8	48	10	58
3（男性の両側性はここから）	1.0	40	1.25	0.8	80	15	86
4	1.0	40	2.00	0.8	128	25	144
5	1.0	60	2.00	0.8	192	35	202
6	1.0	60	3.00	0.8	288	50	288
7	1.0	60	4.50	0.8	432	70	403
8	1.0	60	6.00	0.8	576	100	576

a：最大出力に対するパーセンテージ

表5-4 Somatics Thymatron DGx と System Ⅳ モデルの用量滴定法（短パルス波）

用量レベル	Thymatron DGx		Thymatron System Ⅳ	
	刺激レベル[a] （％）	電気量 （ミリクーロン）	刺激レベル[a] （％）	電気量 （ミリクーロン）
1（女性の片側性はここから）	5	25	5	25
2（女性の両側性，または男性の片側性はここから）	10[b]	50	10[b]	50
3（男性の両側性はここから）	15	76	15	76
4	25	75	25	75
5	35	115	35	115
6	50	173	50	173
7	70	259	70	259
8	100	403	100	403

a：最大出力に対するパーセンテージ
b：5％きざみのため高めの刺激レベルになる

表5-5 表5-2〜5-4で示した短パルス波用量滴定法施行時の指示

発作閾値の決定
1. 性別と電極配置によって決められた段階で開始
2. 再刺激が必要な時は，刺激を**1段階**上げて行う．
3. 初回セッションで3回の刺激でも十分な発作が生じない（一般的ではない）時は，4回目の刺激で**2段階**刺激を上げて行う．
4. 初回セッションで4回の刺激でも十分な発作が生じない（まれである）時は，初回セッションを終了し，2回目のセッションで初回刺激としてさらに1段階高い刺激から用量滴定を続ける．

次回以降の治療
1. 十分な発作を生じるのに必要な最も低い閾値段階がわかった後，次の治療回では，片側性 ECT の場合はその**3段階**上の，両側性 ECT の場合には**1段階**上の刺激を行う．
2. 発作不発や中断，不十分な発作（第8章と第11章を参照）のために，刺激用量をさらに上げる場合は常に，片側性 ECT では**1〜2段階**，両側性 ECT では**1段階**の上げ幅で行う．

超短パルス波刺激の用量滴定計画と指示は，別に**表 5-6〜5-8**に示した．超短パルス波の用量設定についてはほとんどデータがないため，この3つの表に挙げた計画は，短パルス波の用量設定の経験から得た推定と理論的モデルの両方から作り上げたものであることをご理解願いたい．この計画もまた，装置の使用者マニュアルにあるものとは異なっているだろう．

　これらの刺激計画では，治療の初回の用量は患者の性別，使用される刺激電極配置（つまり片側性か両側性か）に従って設定してある．これは，この2つの要因が年齢よりも個別の発作閾値の差をよく説明するというエビデンスがあるからである（Sackeim et al. 1991）．もし初回の刺激で十分な発作が得られなければ，少し（通常15秒未満）待った後で刺激用量（電気量）を1段階，おおよそ 1.5 倍（50%）上げて再刺激する〔各段階間の上げ幅がもっと少なければより正確な発作閾値がわかるが，それは同時に再刺激の回数が多くなることにつながる．1.5 倍（50%）という値がその妥協点として合理的だと信じる〕．十分な発作がそれでも生じなければ，同様に少し待った後で，さらに1段階刺激を上げて再刺激する．この再刺激は，治療初回のなかで計4回まで繰り返してよいが，例外的に4回目の再刺激で確実に十分な発作を得るために2段階上げる場合がある．平均的には，治療初回で必要になる再刺激は1回のみである（Coffey et al. 1995）．

　治療の初回で発作が誘発できた刺激電気量が，ECT 治療の開始時点の患者の発作閾値にほかならない．治療の以後の回の刺激は，両側性 ECT の場合，少なくとも1段階（初回の発作閾値のおよそ 1.5 倍），片側性 ECT の場合は3段階（初回の発作閾値のおよそ 3.4 倍）増やす．これによって，刺激は発作閾値を必要分超えることになり，十分で早期の治療効果が確実となる．ここで得た発作が十分（第8章参照）であれば，刺激用量はそのままの段階で維持すればよい．発作閾値の6倍という刺激用量を選択する医師もいる（McCall et al. 2000；Sackeim et al. 2000）が，そのような（認知機能への影響を生じかねない）高用量を支持するエビデンスは確実ではない．

　発作閾値は ECT 治療の回数を追うたび，人によってさまざまな程度までさまざまなペースで上昇するので，発作がついには生じなくなったり，不十分な発作になったりする患者が多い．そのような事態になった場合は，刺激用量をさらに1段階（1.5 倍）上げることが必要となる．片側性 ECT の場合，もっと大きい上げ幅（例えば，2段階すなわち 2.25 倍）を推奨する医師もいる．発作

第5章　臨床適用　63

表5-6　MECTA spECTrumモデルの用量滴定法（超短パルス波）

用量レベル	MECTA spECTrum 4000Q/5000Q					MECTA spECTrum 4000M/5000M[a]	
	パルス幅 (ミリ秒)	周波数 (/秒=ヘルツ)	持続時間 (秒)	電流 (アンペア)	電気量 (ミリクーロン)	刺激レベル[a] (%)	電気量 (ミリクーロン)
1（女性の片側性はここから）	0.3	20	2.0	0.8	20	3	17
2（女性の両側性または男性の片側性はここから）	0.3	30	2.0	0.8	29	5	29
3（男性の両側性はここから）	0.3	40	2.5	0.8	48	8	46
4	0.3	50	3.0	0.8	72	13	75
5	0.3	50	4.5	0.8	108	20	115
6	0.3	60	6.0	0.8	173	30	173
7	0.3	90	6.0	0.8	259	45	259
8	0.3	100	8.0	0.8	334	70	403
9	0.37	120	8.0	0.8	538	100	576

a：最大出力に対するパーセンテージ

表 5-7　Somatics Thymatron System Ⅳ モデルの用量滴定法（超短パルス波）

用量レベル	Thymatron System Ⅳ	
	刺激レベル[a] （％）	電気量 （ミリクーロン）
1（女性の片側性はここから）	5	25
2（女性の両側性，または男性の片側性はここから）	10[b]	50
3（男性の両側性はここから）	15	76
4	25	75
5	35	115
6	50	173
7	70	259
8	100	403

a：最大出力に対するパーセンテージ
b：5％きざみのため高めのこの刺激レベルになる

表 5-8　表 5-6 と 5-7 で示した超短パルス波用量滴定法施行時の指示

発作閾値の決定
1. 性別と電極配置によって決められた段階で開始．
2. 再刺激が必要な時は，刺激を **1 段階**上げて行う．
3. 初回セッションで3回の刺激でも十分な発作が生じない（一般的ではない）時は，4 回目の刺激で **2 段階**刺激を上げて行う．
4. 初回セッションで4回の刺激でも十分な発作が生じない（まれである）時は，初回セッションを終了し，2 回目のセッションで初回刺激としてさらに1段階高い刺激から用量滴定を続ける．

次回以降の治療
1. 十分な発作を生じるのに必要な最も低い閾値段階がわかった後，次の治療回では，片側性 ECT の場合はその **4 段階上**の，両側性 ECT の場合には **2 段階上**の刺激を行う．
2. 発作不発や中断，不十分な発作（第8章と第11章を参照）のために，刺激用量をさらに上げる場合は常に，片側性 ECT でも両側性 ECT でも **2 段階**の上げ幅で行う．

　閾値の上昇幅を予想することはできないため，ECT 治療の後半のある時点（例えば，6回目の治療）で，再度刺激用量の滴定をする医師も少数いる一方で，間欠的に（例えば，治療3回ごとに）刺激用量を上げるのを常とする医師もいる．
　この点について，刺激が十分発作閾値を超えていること（第8章と第11章を参照）を確かめるのに発作持続時間を指標として第一に考えることには問題がある．相対的刺激電気量――刺激が発作閾値を超える程度――と発作持続時間

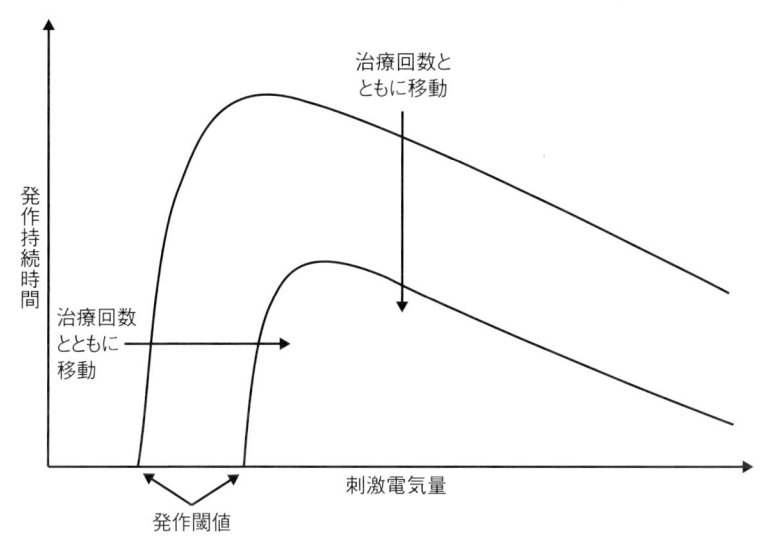

図 5-1 刺激電気量と発作持続時間の関係とそれに及ぼす治療回数の影響

の関係は複雑で、直線的なものではないからである．図 5-1 に示すように、刺激用量がかろうじて発作閾値を超えている範囲では、刺激用量が増えるほど発作持続時間は長くなる．しかし、刺激用量が発作閾値を大きく超えると、発作持続時間は長くなるのではなく短くなると考えられている．さらに、ECT 治療の回数が増えると、発作閾値は上昇し、発作持続時間は短くなる．その結果、刺激電気量と発作持続時間を表すこの曲線は、右へ、そして下へと移動することになる．これは、長く続く発作よりも非常に短い発作の方が、実際には強い相対的刺激電気量と関係していることがあることを意味する．臨床上、刺激用量を増やしていくと発作持続時間が短くなったとすれば、それはその刺激が発作閾値を十分に超えていたということである．

　懸念としてあるのは、片側性短パルス波（と片側性および両側性の超短パルス波）ECT の場合、用量滴定法を使って治療の初回で得られたかろうじて発作閾値を超える発作が、有効性の観点からは最適のものではないことである（もっともこの観点は証明されていないが）．これに対する1つの方法は、手技は複雑であるが、最初の麻酔がかかっている間に2度目の中等度に発作閾値を超える発作を誘発することである．発作後の不応期があるため、この手技では初回の EEG 上の発作終了から2分待ってから2度目の発作を誘発する必要が

ある．待つ間には，麻酔薬と筋弛緩薬の効果が切れる徴候がないかどうか患者を注意して観察し，万一その徴候があれば麻酔薬や筋弛緩薬を追加投与することが重要である．始めから高用量の麻酔薬をだれも使いたくないのは当然であるが，特別な事情がないふだんの用量の 1.5 倍の筋弛緩薬を初回に投与することはあり得ることである．上述したように，この手技は技術的に難しいところがあり，以前より用量滴定法に習熟してきた医師だけが用いる方がよい．

■ 用量事前選択法

　用量事前選択法（preselected-dose method）は，2 つ目の刺激設定の方法である．しばしば「固定用量法」と呼ばれ，かなり大まかな手法として，患者特性に無関係にあらゆる患者に同じ刺激用量を与える方法（McCall et al. 1995）で，用量は比較的高用量（例えば，ECT 装置の最大出力の 50〜100％）であることが普通である．この方法は，発作閾値に合わせて刺激電気量を決めようとするものではなく，多くの患者の刺激電気量は発作閾値よりはるかに高いものとなる．

　この方法の変法として有用なのが「積算用量法（calculated-dose paradigm）」で，初回に選択される刺激用量は，一定の特性（例えば，年齢，性別，電極配置）を持った典型的な患者に中等度に発作閾値を超える用量を想定している（Enns and Karvelas 1995）．例えば，装置メーカーのなかには，患者の年齢だけに基づいてこの方法を使い，用量（例えば，最大出力に対するパーセンテージとして）を 10 歳ごとに患者年齢で設定しているところがある．この場合，その刺激用量は相当数の患者にとって，特に高齢患者にとっては発作閾値の何倍もの高い用量となる．初回の刺激用量として患者の年齢の半分の用量を使う，修正型積算用量法を勧める医師もいる（Petrides and Fink 1996）．もっともこれは，特に若年の患者の場合，用量が少なすぎる可能性が出てくる．

　表 5-2〜5-4 で示された用量滴定法（Coffey et al. 1995 を改変）で得られた発作閾値の値を利用すれば，ECT 治療の開始において，60 歳未満の女性に 5 段階目の刺激を，それ以外の患者には 6 段階目の刺激をそれぞれ用いることで，大部分の患者に最初の発作閾値を少なくとも中等度超える刺激を確実に得ることができる．**表 5-9** と**表 5-10** では，この指針が米国市場に出ている装置について特に詳しく述べてある．

　約 40％の患者のやや例外的な発作閾値は，年齢，性別，電極配置などの要素

表 5-9 MECTA の装置による用量事前選択法（短パルス波と超短パルス波）

用量レベル	MECTA SR-1 and JR-1				MECTA SR-2 and JR-2					MECTA spECTrum 4000Q/5000Q					MECTA spECTrum 4000M/5000M		
	パルス幅 (ミリ秒)	周波数 (/秒=ヘルツ)	持続時間 (秒)	電流 (アンペア)	電気量 (ミリクーロン)	パルス幅 (ミリ秒)	周波数 (/秒=ヘルツ)	持続時間 (秒)	刺激レベル[a] (%)	電気量 (ミリクーロン)	パルス幅 (ミリ秒)	周波数 (/秒=ヘルツ)	持続時間 (秒)	電流 (アンペア)	電気量 (ミリクーロン)	刺激レベル[a] (%)	電気量 (ミリクーロン)
5 (60歳未満の女性はここから)	1.0	60	2.0	0.8	192	1.0	60	2.0	35	202	1.0	60	2.0	0.8	192	35	202
6 (その他の患者はここから)	1.0	90	2.0	0.8	288	1.0	60	3.0	50	288	1.0	60	3.0	0.8	288	50	288
7	1.4	90	2.0	0.8	403	1.0	60	4.5	70	403	1.0	60	4.5	0.8	432	70	403
8	2.0	90	2.0	0.8	576	1.0	60	6.0	100	576	1.0	60	6.0	0.8	576	100	576

a：最大出力に対するパーセンテージ

表 5-10 Somatics Thymatron 装置による用量事前選択法（短パルス波と超短パルス波）

用量レベル	Thymatron DGx		Thymatron System IV	
	刺激レベル[a] (％)	電気量 （ミリクーロン）	刺激レベル[a] (％)	電気量 （ミリクーロン）
5（60歳未満の女性はここから）	35	202	35	202
6（その他の患者はここから）	50	288	50	288
7	70	403	70	403
8	100	576	100	576

a：最大出力に対するパーセンテージ

で説明できるもので，積算用量法を使っても，まだ多くの患者に対して発作閾値をはるかに超える刺激になってしまう．また，どんな用量設定法の場合でも，ECT治療中には発作閾値がさまざまな幅で上昇するために，結局は高用量での再刺激が必要になる患者もいる．

■ 脳波に基づいた用量設定

　脳波の評価は発作の有効性を反映することから，刺激用量設定をする際に有用な手段になる可能性がある（Mayur 2006）（第8章と第11章を参照）．ただし，有用性に議論はある（Perera et al. 2004）．この点で，MECTA spECTrum 5000® シリーズのECT装置（http://mectacorp.com）は，行われたECT治療がどの程度治療的に効力があったかを自動的に評価する（Krystal and Weiner 1994；Krystal et al. 1998, 2000）．この評価は，誘発された発作の脳波の特徴が，かろうじて発作閾値を超えた刺激（したがって治療的には無効）の片側性ECTの脳波とどのくらい異なっているかという見方に基づいている．このオプションはまた，片側性ECTで，発作を誘発した刺激が発作閾値をどの程度超えていたかも自動的に評価する．この後者の特性は，ECT治療回数を進めていく間に，片側性ECTの刺激がどのタイミングで発作閾値に接近しすぎ刺激用量を増やす必要があるかを常に理論的に評価できる手段になる．Somatics社製のThymatron® System IV（http://www.thymatron.com）にも，発作後の脳波抑制，発作時脳波の振幅と対称性，発作時脳波の分析内容など，同じ目的で

理論的に役立つ可能性のある諸要素に関連した発作の質がわかる特徴がある（Azuma et al. 2007）.

■ 用量設定法の比較

　これらの刺激用量設定方法にはどれも，利点と欠点がある．用量滴定法は，初回の治療で発作閾値下の用量になりやすく，再刺激が必要となる（ただ，われわれの長年の経験では，初回での再刺激の中央値は1回である）．この方法の利点は，初回治療時点でほぼ正確な発作閾値がわかり，それによって中等度に発作閾値を超える刺激用量をたやすく算定できることである．これは，刺激用量を臨床効果につながる測定可能な基準に一致させる方法という意味で，薬理学的な血中濃度の測定と似ている．しかし，治療回数を追うごとに発作閾値がさまざまに上昇を示すため，初回での用量決定の有用性は少なくなる患者もいる．

　事前用量選択法では，年齢，性別，電極配置などの各要素を考慮していても，刺激電気量の評価は非常におおまかにしかできない．その結果，刺激は患者によって，大幅に発作閾値を超えるものになる場合もあるし，発作閾値下や発作閾値ぎりぎりの刺激になる場合もある．比較的高い事前選択用量が用いられるならば，発作閾値下や発作閾値ぎりぎりの刺激をかける可能性は少ないだろう．それはより速やかで効果的な治療になるかもしれない（McCall et al. 1995）が，認知機能障害が目立つ危険がある．

　脳波に基づく用量設定は有望な方法であるが，これを執筆している時点で，まだ十分に検証されていない．しかしこの方法は，治療経過中に刺激用量を増やすべきかどうか，増やすならどのタイミングかを決めるのに役立つ情報となることから，他の用量設定法の補助的方法として十分に有用であると思われる．

　われわれは現在，最も利点が証明された方法として，用量滴定法を推奨する．しかし，読者には，用量設定の分野が今も研究中で，今後の知見が別の方法論を見出す可能性があることを知っておいてほしい．

電極配置

　過去10年間，臨床に携わる精神科医の間で，どの刺激電極配置を使うべきか多くの議論がなされてきた．**図 5-2** に示すように，2つの主な方法がある．両

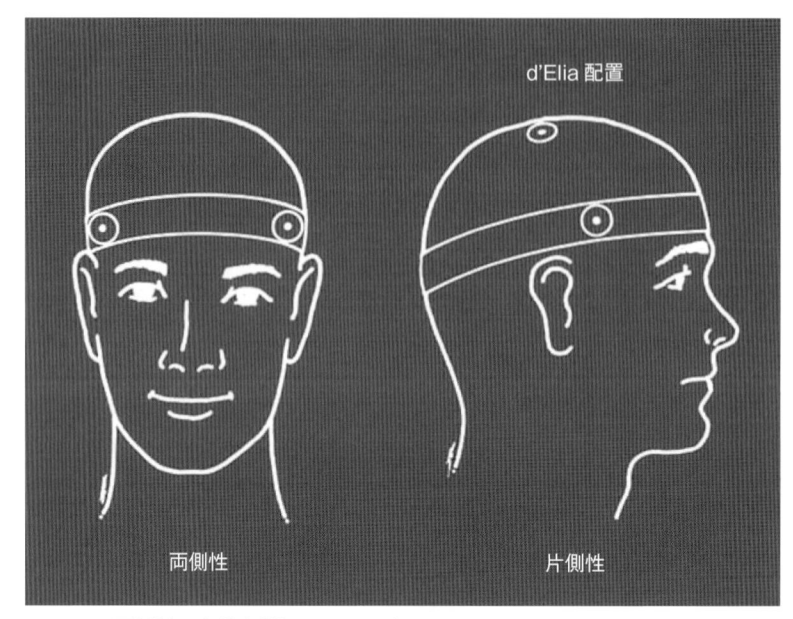

図 5-2 両側性と右片側性 ECT の電極配置

側性配置と右片側性配置である．両側前頭配置を含む他の電極配置も提案されている．

■ 両側性と右片側性電極配置

ECT はもともと両側性電極配置，高用量の刺激設定，刺激波形はサイン波で行われていた．これらのパラメータはどれも，認知面の副作用の増加と関連があった．すでに論じたように，中等度に発作閾値を超える刺激設定と短パルス波刺激が発展して，治療効果が最も引き出され，有害作用は減った．同様に，右片側性電極配置は認知面の副作用を減らす結果につながった（Squire and Slater 1978；Strömgren et al. 1976）．これは，劣位半球の内側側頭葉の構造には刺激電流の経路からも誘発された発作からも有害な影響を受けることが比較的少ないことが一部要因であろう．いろいろな配置が提案されているが，最も一般的に用いられる片側性の配置は，**図 5-2** に示す d'Elia 配置（d'Elia 1970）である．

右片側性と両側性電極配置の選択をめぐる議論は，有効性，効果出現の速さ，

認知面の副作用の大きさのさまざまな知見を生み出してきた．各研究はさまざまに刺激電気量，治療期間，患者の診断，転帰の評価変数，片側性電極配置の具体的な選択基準が異なり，その結果を比較するのは困難である．それでも，大多数の臨床研究と臨床経験は，以下のことを支持している．

1. どちらの方法も，一般にうつ病の治療には有効である．しかしある群，特に躁病の患者群では他の群に比べ片側性治療への十分な治療反応が得られない可能性が高い（Mukherjee et al. 1994）．
2. いくつかの研究では，両側性配置の方が早期に効果が現れ，ECTの回数が少なくてすむと報告されている（Sackeim et al. 2000）
3. 右片側性配置で効果がみられなかったうつ病の患者のなかに，両側性配置に切り替えた後に顕著な改善をみた例がある（Abrams et al. 1983）．
4. 発作閾値すぐ上の刺激用量では，片側性ECTの効果は大きく落ちる．これは，両側性ECTでもある程度いえることであろう（Sackeim et al. 1993）．特に，超短パルス波の場合はそうである．
5. 両側性ECTでは，劣位半球の片側性ECTと比べて，急性の認知面の副作用が大きくなる．この違いは，言語機能が必要となる評価試験で最も明らかになる（Squire and Slater 1978）．また，ほとんどの記憶機能はECT後6か月間たいていの患者で保たれるが，両側性ECTを受けた患者では，記憶の問題の訴えが続くことが多い．

劣位半球の片側性電極配置が両側性電極配置より認知面での利点を持つことから，重症のせん妄状態を生じることが疑われる患者には，劣位半球の片側性ECTを行うことを決まりとするのが，理にかなっている．これらの患者は，高齢であったり，認知症であったり，ECT治療に入る前からせん妄がはっきりみられたりする患者が多い．片側性ECTは，記憶機能にECTが影響を与える懸念が大きい人にも望ましい．両側性ECTは一般に，臨床上速やかな効果が求められる患者（例えば，希死念慮が活発な患者や拒食している緊張病性の患者）には望ましい．また，過去に両側性ECTが特に効いたことのある患者やこの方法にしてほしいと選択する患者にも同様である．

多くの医師が用いる変法としては，片側性で治療を始め，6回の治療でも改善がほとんどないか全くみられない場合は，両側性に変更するやり方がある．

ECTの手技に関しての主要な点の変更をする場合と同様に，医師は治療に同意した患者や家族とこのような変更についても話し合う必要がある．

■ 脳の優位側の決定

右利きの人では，言語機能の点で脳の劣位側はほとんど右側である．左利きの人の場合，その結果は明確でない（Pratt et al. 1971）．その場合，2回目と3回目のECT治療で施行する認知評価の手法を使って，優位側を測定できる．この手法は，一連の言語再生課題で（例えば，「この3つの物品の名前は何ですか？」），2回目と3回目の各治療後に患者が目覚めた時に行う．発作閾値の評価のために初回治療では用量滴定法が行われ，そこでは右片側を刺激する電極配置が用いられる．2回目と3回目の治療は，それぞれ右側刺激と左側刺激，または左側刺激と右側刺激のどちらかの順で行われる．データの混同を避けるために，医師は各治療後の記憶試験に使う物品を別々にしている．劣位半球とは，言語再生課題で最も高い得点を上げた回の刺激側と推定される．もし2回目と3回目の治療後の得点が同じであれば，優位側は混合性と考えられ，右片側刺激，左片側刺激のどちらも用いることができる（もっとも，右片側性配置が行いやすいため通常は選択される）．

■ 両側前頭電極配置

他にもいくつかの電極配置法が提案されているが，どれも両側性と右片側性ほど十分な研究はなされていない．これらの中で最も研究されしばしば使われているのは，両側前頭ECTである．両側前頭電極配置は，記憶障害の程度を抑えつつ（おそらく側頭葉内側の刺激電気量が少ないことによる），昔ながらの手法である両側性電極配置の効果を維持できる手段として提唱されてきた．

両側前頭ECTの効果を支持するデータは，大うつ病エピソード（Eschweiler et al. 2007）と急性躁病（Hiremani et al. 2008）の治療で報告されている．しかし，他の電極配置と比較してその効果はいまだ議論のあるところである（Bakewell et al. 2004；Heikman et al. 2002）．これらの研究では，両側性ECTよりも両側前頭ECTで高い認知面での利点を支持しているが，その利点は右片側性電極配置の点からみれば劣るものである（訳注：通常「両側性」とだけいう場合，両側前頭側頭部の電極配置を指す）．

■ 他の電極配置

両側性または右片側性 ECT の修正型は，頭部外傷や外科手術による頭蓋骨の欠損の場合に考慮される．第4章で述べたように，欠損のある頭蓋骨に電極をつけると，脳組織へ伝わる刺激電流の量は実質的に増加する可能性がある．そのような患者に対して医師は，欠損部に直接電極をつけることを避け，その患者に通常なら選択される電極配置に近い部分に配置すべきである．「骨条件」を持った CT スキャンのような神経画像研究を使えば，頭蓋骨欠損を視認や手術痕で見つけるよりも具体的な欠損部位を確定するのに役立つはずである．

文献

Abrams R: Electroconvulsive Therapy, 4th Edition. New York, Oxford University Press, 2002

Abrams R, Taylor MA, Faber R, et al: Bilateral versus unilateral electroconvulsive therapy: efficacy in melancholia. Am J Psychiatry 140:463–465, 1983

American Psychiatric Association: The Practice of Electroconvulsive Therapy: Recommendations for Treatment, Training, and Privileging (A Task Force Report of the American Psychiatric Association), 2nd Edition. Washington, DC, American Psychiatric Publishing, 2001

Azuma H, Fujita A, Sato K, et al: Postictal suppression correlates with therapeutic efficacy for depression in bilateral sine and pulse wave electroconvulsive therapy. Psychiatry Clin Neurosci 61:168–173, 2007

Bakewell CJ, Russo J, Tanner C, et al: Comparison of clinical efficacy and side effects for bitemporal and bifrontal electrode placement in electroconvulsive therapy. J ECT 20:145–153, 2004

Coffey CE, Lucke J, Weiner RD, et al: Seizure threshold in electroconvulsive therapy, I: initial seizure threshold. Biol Psychiatry 37:713–720, 1995

d'Elia G: Unilateral electroconvulsive therapy. Acta Psychiatr Scand 215 (suppl):1–98, 1970

Enns M, Karvelas L: Electrical dose titration for electroconvulsive therapy: a comparison with dose prediction methods. Convuls Ther 11:86–93, 1995

Eschweiler GW, Vonthein R, Bode R, et al: Clinical efficacy and cognitive side effects of bifrontal versus right unilateral electroconvulsive therapy (ECT): a short-term randomised controlled trial in pharmaco-resistant major depression. J Affect Disord 101:149–157, 2007

Frey R, Heiden A, Scharfetter J, et al: Inverse relation between stimulus intensity and seizure duration: implications for ECT procedure. J ECT 17:102-108, 2001

Heikman P, Kalska H, Katila H, et al: Right unilateral and bifrontal electroconvulsive therapy in the treatment of depression: a preliminary study. J ECT 18:26-30, 2002

Hiremani RM, Thirthalli J, Tharayil BS, et al: Double-blind randomized controlled study comparing short-term efficacy of bifrontal and bitemporal electroconvulsive therapy in acute mania. Bipolar Disord 10:701-707, 2008

Krystal AD, Weiner RD: ECT seizure therapeutic adequacy. Convuls Ther 10:153-164, 1994

Krystal AD, Coffey CE, Weiner RD, et al: Changes in seizure threshold over the course of electroconvulsive therapy affect therapeutic response and are detected by ictal EEG ratings. J Neuropsychiatry Clin Neurosci 10:178-186, 1998

Krystal AD, Weiner RD, Lindahl V, et al: The development and retrospective testing of an electroencephalographic seizure quality-based stimulus dosing paradigm with ECT. J ECT 16:338-349, 2000

Mayur P: Ictal electroencephalographic characteristics during electroconvulsive therapy: a review of determination and clinical relevance. J ECT 22:213-217, 2006

McCall WV, Farah BA, Reboussin D, et al: Comparison of the efficacy of titrated, moderate-dose and fixed, high-dose right unilateral ECT in elderly patients. Am J Geriatr Psychiatry 3:317-324, 1995

McCall WV, Reboussen DM, Weiner RD, et al: Titrated moderately suprathreshold vs. fixed high-dose right unilateral electroconvulsive therapy. Arch Gen Psychiatry 57:438-444, 2000

Mukherjee S, Sackeim HA, Schnur DB: Electroconvulsive therapy of acute manic episodes: a review of 50 years' experience. Am J Psychiatry 151:169-176, 1994

Ottosson JO: Experimental studies of the mode of action of electroconvulsive therapy. Acta Psychiatr Scand 35 (suppl):1-141, 1960

Perera TD, Luber B, Nobler MS, et al: Seizure expression during electroconvulsive therapy: relationships with clinical outcome and cognitive side effects. Neuropsychopharmacology 29:813-825, 2004

Petrides G, Fink M: The "half-age" stimulation strategy for ECT dosing. Convuls Ther 12:138-146, 1996

Pratt RT, Warrington EK, Halliday AM: Unilateral ECT as a test for cerebral dominance, with a strategy for treating left-handers. Br J Psychiatry 119:79-83, 1971

Sackeim HA, Decina P, Kanzler M, et al: Effects of electrode placement on the efficacy of titrated, low-dose ECT. Am J Psychiatry 144:1449–1455, 1987

Sackeim HA, Devanand DP, Prudic J: Stimulus intensity, seizure threshold, and seizure duration: impact on the efficacy and safety of electroconvulsive therapy. Psychiatr Clin North Am 14:803–843, 1991

Sackeim HA, Prudic J, Devanand DP, et al: Effects of stimulus intensity and electrode placement on the efficacy and cognitive effects of electroconvulsive therapy. N Engl J Med 328:839–846, 1993

Sackeim HA, Prudic J, Devanand DP, et al: A prospective, randomized double-blind comparison of bilateral and right unilateral electroconvulsive therapy at different stimulus intensities. Arch Gen Psychiatry 57:425–434, 2000

Squire SR, Slater PC: Bilateral and unilateral ECT: effects on verbal and nonverbal memory. Am J Psychiatry 135:1316–1320, 1978

Strömgren LS, Crhristensen AL, Fromholt P: The effects of unilateral brief-interval ECT on memory. Acta Psychiatr Scand 54:336–346, 1976

Anesthetics and Other Medications

6

麻酔薬と他の薬物

Mehul V. Mankad, M.D.
Richard D. Weiner, M.D., Ph.D.

ECTの初期には，麻酔や筋弛緩なしに患者に電気治療が行われていた．しかし，1950年代と1960年代の初めには，ECTの安全性と患者の忍容性を高めるために数種類の薬剤が導入された．これらの薬剤には，麻酔薬，筋弛緩薬，抗コリン薬，さらに交感神経遮断薬が含まれていた．酸素化やその他のECT技術の改良（「第5章 臨床適用」，「第7章 発作時の運動反応」，「第8章 発作時の脳波反応」，「第9章 心血管系反応」を参照）とともに，これらの薬剤によりはるかに安全性が高くより治療的なECTの実践につながった（American Psychiatric Association 2001；Ding and White 2002；Saito 2005）．ECT実施の際に最も一般的に投与される薬剤の一覧を**表6-1**に示す．

麻酔薬

ECT中の麻酔の目標は，患者に電気刺激と筋弛緩薬の作用時間にわたる短時間の健忘を誘導することである．しかし麻酔の程度は，発作が治療の目的であるため，発作を過度に抑制するほど深くあるべきではない．

ECT向けに用いられる標準的な麻酔薬はバルビツレートであり，その中では，methohexital（Brevital）が，続いてチオペンタール（Pentothal；ラボナー

表6-1　ECT中に一般的に使用される薬剤の名称と用量

薬剤	用量
■麻酔薬	
etomidate（Amidate）	0.2〜0.6 mg/kg iv
ケタミン（Ketalar；ケタラール）	1.5〜2.0 mg/kg iv
methohexital（Brevital）	0.75〜1.0 mg/kg iv
プロポフォール（Diprivan；ディプリバン）	1.0〜1.5 mg/kg iv
チオペンタール（Pentothal；ラボナール）	2〜4 mg/kg iv
■抗コリン薬	
アトロピン（アトロピン）	0.4〜1.0 mg iv，あるいは0.3〜0.6 mg im
glycopyrrolate（Robinul）	0.2〜0.4 mg iv im，あるいはsc
■ベンゾジアゼピン拮抗薬	
フルマゼニル（Romazicon；アネキセート）	0.5〜1.0 mg iv
■筋弛緩薬	
atracurium（Tracrium）	0.4〜0.5 mg/kg iv
cisatracurium（Nimbex）	0.2 mg/kg iv
ロクロニウム（Zemuron；エスラックス）	0.6〜1.3 mg/kg iv
サクシニルコリン（Anectine；スキサメトニウム）	0.5〜1.25 mg/kg iv
■発作後の鎮静薬	
ジアゼパム（Valium；セルシン）	2.5〜10 mg iv
ハロペリドール（Haldol；セレネース）	2〜10 mg iv
ロラゼパム（Ativan；ワイパックス*）	1〜4 mg iv
ミダゾラム（Versed；ドルミカム）	0.5〜2.0 mg iv
■交感神経遮断薬	
エスモロール（Brevibloc；ブレビブロック）	1 mg/kg iv（点滴液としても使用される）
ラベタロール（Normodyne；トランデート*）	5〜30 mg iv
ニフェジピン（Adalatなど；アダラートなど）	10 mg sl
ニトログリセリン（Nitrostatなど；ニトログリセリンなど）	0.2〜0.4 mg iv あるいは sl（パッチおよびペーストもある）

注：im＝筋肉内投与，iv＝静脈内投与，sc＝皮下投与，sl＝舌下投与．
*わが国では経口薬のみ

ル）が最も一般的に用いられる（通常の用量については，**表6-1**を参照）．methohexitalは迅速に作用し，心毒性が低く，また麻酔後錯乱の発生率が低いという利点がある（Mokriski et al. 1992）．最近の系統的レビューにおいて，methohexitalは運動発作の持続時間に関して他の麻酔薬よりも優れていることが示された（Hooten and Rasmussen 2008）．

　すべてのバルビツレートは，けいれん閾値を上昇させ無呼吸時間を延長する

ため，麻酔薬の導入量を調整することは重要である．単回静脈内投与されるmethohexitalの推奨用量は，体重あたり0.75～1.0 mg/kgである．高齢患者や肥満患者の場合，この初回投与量は減らされることがある．その後の投与量は，患者のそれまでの反応に応じて調整される．投与麻酔薬の妥当性は，刺激直前に体動や原因不明の自律神経系の活性化（例えば，頻脈）について患者を観察することで一般的に評価することができる．患者が十分に麻酔されていない場合，少量の麻酔薬（例えば，methohexital 10～30 mg）を直ちに静脈内に追加投与すべきである．プロポフォール（Diprivan；ディプリバン）は，新しい非バルビツレート剤であり，methohexitalよりも心毒性が低く作用の半減期が短い．プロポフォールはECTにおける非バルビツレート系唯一の麻酔薬として順調に使用されてきた．しかし，methohexitalと比較して発作持続時間を大幅に短縮する（そして，発作閾値を上げる可能性がある）ことから，現在は日常的なECT麻酔には推奨されていない（Geretsegger et al. 2007；Walder et al. 2001）．ただし，発作時間短縮作用が臨床的に有意かどうかは疑問視されている（Malsch et al. 1994）．最近の報告では，プロポフォールをレミフェンタニル（Ultiva；アルチバ），alfentanil（Alfenta）あるいはフェンタニル（Fentora；フェンタニル）などのオピオイド系薬剤と組み合わせることにより，麻酔に必要なプロポフォール総量が減り，その結果発作期間が延長し発作後の抑制が改善する可能性が示されている（Porter et al. 2008）．これらのオピオイド系薬剤については，ECT時に使用される他の麻酔薬との組み合わせでも同様の所見が報告されている．

　もう1つの非バルビツレート麻酔薬であるケタミン（Ketalar；ケタラール）は，ECT装置が最大刺激出力でも十分な発作反応がない場合に用いられる．ケタミンはけいれん閾値を上げないと考えられているが，バルビツレートよりもわずかに心毒性が強く，また，少数の患者において覚醒時に一過性の精神病を引き起こす．これらの理由により，ケタミンは日常的に選択される麻酔薬としては使用されない．

　etomidate（Amidate）はECTの麻酔薬として認められるようになってきている．etomidateの特性は，弱い抗けいれん作用，麻酔導入と覚醒の速さ，さらに副作用が限定的という点で良好である．直接比較では，発作持続時間，適切な治療に必要な電気量そしてECTコースの総回数の点で，etomidateはプロポフォールよりごくわずか高い効果を示しただけであった（Eranti et al. 2008；

Patel et al. 2006)．etomidate が幅広く用いられているのは，わずかな単回導入量投与後の急性副腎不全（治療における深刻な緊急事態）の懸念（Lundy et al. 2007）からして意外なことである．

ECT における吸入麻酔薬の使用についてのデータは限られている．セボフルラン（Ultane；セボフレンなど）は，いくつかの研究において主麻酔薬として安全に用いられている（K. G. Rasmussen et al. 2007）．

筋弛緩薬

ECT において筋弛緩薬を使用することにより気道管理が改善され，ECT 合併症としての筋骨格系外傷がほぼ完全になくなった．これらの薬剤が使用される前は，骨折は（一般的には無症候性脊椎圧迫骨折として生じたのであるが）ECT においてよくある合併症であった．ECT における筋弛緩薬の目標は，発作時の運動の強度を低下させることである．ほとんどの場合，完全麻痺は遷延性無呼吸を伴う可能性があるため，必要でもなく望ましくもない．例外は，重度の骨粗鬆症や脆弱なあるいは不安定な筋骨格系疾患を患う者など，軽度の運動症状すら避けるべき患者である．

筋弛緩が十分かどうか刺激前にチェックすべきである．適度な弛緩が生じているかどうかは，深部腱反射の減少，（足底反射など）逃避反射の消失，筋緊張の減少を調べることで確認できる．特に，完全な筋弛緩を実現することが不可欠な場合，末梢神経電気刺激装置が用いられることがある．刺激装置は，1 秒間に 1 回あるいは 2 回の割合でかつ各パルスに対して筋収縮が生じるに十分な強度によって，末梢神経（通常，足首の後脛骨神経あるいは手首の正中神経）に断続的に電気パルスを送るように設定される．典型的には，得られた筋収縮（ぴくつき）が停止した時に最大の筋弛緩が見られるが，現実にはこの手法は常に信頼できるわけではない．末梢神経刺激は不快であるため，その使用は患者が麻酔されてから開始すべきである．

サクシニルコリン（Anectine；スキサメトニウム）は好ましい筋弛緩薬である．ワンショットあるいは点滴で静脈内投与される．投与量は体重あたり 0.75～1.25 mg/kg である．サクシニルコリンは脱分極型筋弛緩薬である．このため，ほとんどの患者において，線維束性れん縮（単一運動神経細胞の支配する筋群のぴくつき）が上体から始まり遠位端へと広がっていくのが観察される．

最大の筋弛緩は線維束性れん縮が消えた時に達成される．サクシニルコリンの作用が最大となるのは通常投与後1～3分で，大半の患者においてこの麻痺は3～5分後に消滅する．

　サクシニルコリン代謝の変化が留意される場合がある（Whittaker 1980）．重度の肝疾患患者や栄養欠乏患者のサクシニルコリン代謝は，望ましい速度よりも緩慢になりかねない．多いのは，先天的なサクシニルコリン代謝異常が存在する例で，通常異型接合性である．同型接合性の偽コリンエステラーゼ欠損症は，幸い非常にまれであるが，サクシニルコリンによる極度の遷延性無呼吸に関連する可能性がある．一方，異型接合性の患者の偽コリンエステラーゼ活性の程度はさまざまである．遺伝性酵素欠乏症を持つ患者には，本人あるいは家族の筋弛緩薬投与後の遷延性無呼吸歴がしばしば報告される．これらの疾病のいずれかが疑われる場合には，偽コリンエステラーゼ活性の検査が望ましい．定期的な検査は推奨されていない．同型接合状態が陽性結果である患者については，望ましい代替策は（本節で後述されているが）別の筋弛緩薬を使用することであり，さもなければ，ごく少量のサクシニルコリンの投与〔1～5 mgの静脈内投与（iv）〕が検討される．異型接合状態にある患者では状況はこれほど深刻ではないが，それでもサクシニルコリン用量を酵素機能の低下に比例して減らすべきである．

　サクシニルコリンとの薬物相互作用は存在する．その代謝は，リチウム，ジゴキシン，そしていくつかの抗生物質が加わると若干延長する（Marco and Randels 1979）．しかし，（局所抗緑内障薬としてまれに使用される）長時間作用型抗コリンエステラーゼ薬を除き，このような相互作用は別の筋弛緩薬の使用を必要とするほどには懸念されないのが一般的である．サクシニルコリンが抗コリンエステラーゼ薬とともに使用される場合も，同程度の安全性があると思われる．

　サクシニルコリンについてのもう1つ生じ得る問題は，（筋肉組織に対するその脱分極作用のために）血清カリウム値を一時的に上昇させる傾向があることである．大半の患者においてはこれは問題ではないが，既存の重篤な高カリウム血症，重症で広範な筋硬直，あるいは第3度熱傷を有する患者においては，危険な高カリウム血症の可能性が存在する．このような症例においては，非脱分極性弛緩薬を用いるべきである．さらに，筋強剛の強い緊張病の場合には高カリウム血症の生じる可能性のあることを，治療計画にECTを組み入れる際

には考慮しなければならない（Hudcova and Schumann 2006）．サクシニルコリンを使用すべきでない患者群は，本人あるいは家族が以前の麻酔で悪性高熱症を発症した患者である．しかし，悪性高熱症と似た（ただしより軽度の）症状を呈する抗精神病薬による悪性症候群の病歴があっても，重度で広範な筋強剛を伴う抗精神病薬による悪性症候群（この場合非脱分極性弛緩薬が用いられるべきである）の場合を除き，悪性高熱症の危険性を高めるようには見えない．

ロクロニウム（Zemuron；エスラックス），atracurium（Tracrium），そしてcisatracurium（Nimbex）は，サクシニルコリンの代替薬として用いられている．これらの非脱分極性筋弛緩薬の半減期は，サクシニルコリンよりもはるかに長い．このため，これらの非脱分極性筋弛緩薬は遷延性無呼吸を通常引き起こすが，この効果はフィゾスチグミンの拮抗作用により最小化される（この場合，全身性コリン作動性効果を無効とするアトロピンを併用する）．これらの非脱分極型筋弛緩薬では筋線維束性れん縮は見られず，筋弛緩の判定には末梢神経電気刺激装置がしばしば用いられる．

ECT 後に全身筋肉痛を訴える患者もある．この副作用は，サクシニルコリン投与後の激しい線維束性れん縮による可能性があるが，これが原因かどうかは疑問視されている（K. G. Rasmussen et al. 2008）．このような症状を防ぐために，筋弛緩を起こさせない用量の非脱分極性筋弛緩薬を患者に前投与する医師も少ないがいる．これらの症例では，薬剤（atracurium 3.0〜4.5 mg 静脈内投与など）を麻酔薬とサクシニルコリンの数分前に投与する．非脱分極性弛緩薬はサクシニルコリンと拮抗するため，同程度の筋弛緩を実現するためにはサクシニルコリン用量を 10〜25％増やすことが必要である．

抗コリン薬

ECT 施行中に迷走神経反射は 2 回誘発される．1 回目は電気刺激直後であり，通常 5〜7 秒以上は続かない一過性の徐脈や心停止と関連する可能性がある（Kaufman 1994）．2 回目は発作終了時に発生するが，結果として生じた一過性の徐脈は，心房性期外収縮あるいは心室性期外収縮を伴う可能性がある．ムスカリン性抗コリン薬の前投薬は，迷走神経の作用による徐脈あるいは心停止の起こりやすさと重症度を軽減する可能性がある（P. Rasmussen et al. 2007）．

抗コリン薬は過度の分泌物による誤嚥の危険性も減少させる．これらの薬剤

が明白にその発生を減少させることを立証する比較対照試験が行われていないため、そしてその使用が発作性頻脈を伴う可能性があることから、多くの医師は抗コリン薬を日常的には使用しない。しかし、Gitlin et al.(1993)によると、特に交感神経遮断薬を投与されている患者など複数の患者サブグループでは、抗コリン薬前投薬が使用されないと危険性が高い。さらに、発作不発は刺激後の心停止の可能性の増大と関連していることから、滴定法が用いられる場合、治療の初回に抗コリン薬の前投薬を加える臨床医もある（第5章を参照）。

最も一般的に使われている抗コリン薬は、glycopyrrolate（Robinul）（0.2～0.4 mg 静脈内投与、筋肉内投与あるいは皮下投与）とアトロピン（アトロピン）（0.4～1.0 mg 静脈内投与または 0.3～0.6 mg 筋肉内投与あるいは皮下投与）である。アトロピンは血液脳関門を通過する中枢作用性の抗コリン薬で、理論的には発作後のせん妄を悪化させ得るため、ほとんどの治療医は glycopyrrolate を好むが、この客観的エビデンスは説得力のあるものではない（Calev et al. 1993）。むしろ、いくつかの研究は、徐脈と心停止の防止という点でも頻脈の誘発という点でも、アトロピンの心調律への作用の方が有力であることを示している（K. G. Rasmussen et al. 1999）。

抗コリン薬の投与方法は2つある。すなわち、1）麻酔薬の2～3分前に静脈内投与するか、あるいは、2）麻酔薬の30分前に皮下投与または筋肉内投与する。ほとんどの治療医は、抗コリン薬の皮下投与あるいは筋肉内投与が口腔咽頭分泌物を最大限減少させ、それにより気道がより確保され誤嚥のリスクが軽減されると考えるが、皮下経路または筋肉内経路の利点を疑問視するデータもある（Kramer et al. 1992）。これらの薬剤が静脈内投与で用いられれば、心臓への効果（心拍数の増加）を直接観察でき、治療前の口渇を防止することが可能で、患者は注射の不快感にも耐えなくてよい。どの投与経路が用いられようとも、投与の仕方で患者の反応は変化すること、併用薬の抗コリン作用も考慮しておかなくてはいけないことを、治療医は念頭に置くべきである。

交感神経遮断薬

ECT 施行中には交感神経系が活性化され、その結果収縮期血圧と心拍数が一過性に上昇する。この作用は高血圧患者あるいは虚血性心疾患患者にとって大きな問題となる。短時間作用型 β 遮断薬が危険軽減のためにしばしば使用され

る．しかし治療医は，発作後に医原性の低血圧状態を誘発して患者の転倒リスクを上昇させることや心臓病患者を増悪させることを，避けなければならない．

ラベタロール（Normodyne；トランデート）は，現在最も一般的に使われているβ遮断薬である．これは$α_1$アドレナリン受容体を選択的に遮断し，$β_1$アドレナリン受容体と$β_2$アドレナリン受容体を非選択的に遮断する（Stoudemire et al. 1990）．通常は麻酔導入の2分前に静脈内ワンショット投与される．投与後2分間隔で血圧を測定することにより効果をモニターできる．静脈内投与の通常開始用量は5〜10 mgである．ラベタロールを使用したECT後の持続性あるいは重症の低血圧は報告されていない（Wegliski 1993）が，この薬剤の機能的な半減期は少なくとも1〜3時間であるため，患者は発作後少なくとも1〜2時間は安静にすべきである（訳注：本邦では経口薬のみ）．

エスモロール（Brevibloc；ブレビブロック）は，麻酔医が最も頻繁に使用する超短時間作用型β遮断薬である．注入後の半減期は9分であるので，ECT後の低血圧の可能性は低くなる．残念なことに，エスモロールあるいは長時間作用型プロプラノロール（Inderal；インデラル）の使用は，ラベタロールの使用と比べ発作持続時間を短くすることがある（McCall et al. 1997；van den Broek et al. 1999）．したがって，エスモロールの使用は発作後の持続性高血圧を管理するために取っておくのが一般的である．

重要なのは，β遮断薬の心拍数を下げる作用が血圧を下げる作用よりも大きいことである．交感神経遮断薬の存在により発作時の心停止の時間が長くなることが理論的に懸念されるが，諸研究はこの作用を示していない（Dannon et al. 1998）．

重度の高血圧症患者に対するβ遮断薬使用でも，ECTによって降圧作用が著しく抑えられてしまう時は，ニフェジピン（例えば，Adalat；アダラート）やニカルジピン（Cardene；ペルジピン）などの強い降圧作用を持つ代替薬を〔単独で，あるいは交感神経遮断薬との組み合わせで（Figiel et al. 1993）〕使用する麻酔科医もいる．ニフェジピンは，通常ECTの10〜20分前に舌下投与される．ニトログリセリン（例えば，Nitrostat；ニトログリセリン）（舌下投与，静脈内投与，あるいはパッチによる）は，既存の心虚血状態の患者のECTの際に用いられることがあり，降圧効果と抗徐脈効果の両方を有する点で有用である（Parab et al. 1992）．いざという時には，ニトロプルシド（Nitropress；ニトプロ）などの強力かつ急速に作用する降圧薬も用いられている．

酸素化

　筋弛緩を伴う修正型 ECT の導入以前，酸素化は日常的には使われていなかった．けいれん発作中，多くの患者は酸素飽和度が大幅に低下し重度のチアノーゼとなった．筋弛緩薬の使用により酸素を消費する筋肉の活動が大幅に低減されるため，身体の酸素要求量の追加分が減った．しかし，この保護があっても，発作中の脳酸素消費量は 200％近く増える（Posner et al. 1969）．したがって，患者に対し，100％の酸素による換気を 1 分あたり 15〜20 呼吸の割合で麻酔導入前約 1 分前に開始し，自発呼吸の再開まで継続すべきである．虚血性心疾患患者については，より長期間事前酸素化を実践すべきである．治療医は，特に慢性閉塞性肺疾患患者については，過換気が二酸化炭素飽和度を低下させることにより発作後の呼吸回復を損なうことに留意すべきである．非侵襲的な酸素濃度計を使用して動脈の酸素飽和度をモニターすることは，現在では ECT の安全性を高める標準的技法である．

発作後の鎮静薬

　ECT 患者の 10％が急性錯乱状態を呈すると推定されており，これは麻酔が切れるに伴って観察される．この状態は自然に治まるが，興奮，失見当識，反復的な常同的動作，そして命令への不反応で示される．症状軽減のために，ベンゾジアゼピンが静脈内投与されることがある．反復する場合は，ベンゾジアゼピンが予防的に使用される．大半の治療医は，患者の呼吸開始後で意識の完全回復前にベンゾジアゼピンを投与する．ミダゾラム（Versed；ドルミカム）とロラゼパム（Ativan；ワイパックス）は最も一般的に用いられている薬剤であり，ジアゼパム（Valium；セルシン）は使用頻度が低い．ミダゾラム（0.5〜2.0 mg 静脈内投与）の方が作用時間が短いとされているため，この 2 つの薬剤のうちで最も一般的に使われている．

　発作後せん妄の管理と予防におけるベンゾジアゼピンの代替薬はハロペリドール（Haldol；セレネース）である．これを（他のあらゆる経路ではなく）静脈内より投与すると，ただちに短時間の鎮静作用をもたらし，錐体外路作用はほとんどないか皆無である．静脈内投与の初回投与量 2〜5 mg が投与され，

その後は望まれる効果が得られるまで2～3分間隔で反復投与される．効果持続時間はごく短いため，反復投与が時には必要とされる．

　まれに，筋弛緩薬の作用持続時間が麻酔薬の作用持続時間よりも大幅に長く，そのため患者は体がまだ麻痺しているのに覚醒し始める．体は動かせないため，この現象の前兆となるのは（頻脈と高血圧など）交感神経覚醒の血行動態の徴候である．このような状況になれば，発作前に使用された麻酔薬の反復投与または上記のベンゾジアゼピン投与により，麻酔状態を再び迅速につくり出すべきである．カフ法を用いることにより，この現象はみられにくくなる（第7章を参照）．

ベンゾジアゼピン拮抗薬

　ECT 前には経口ベンゾジアゼピンを減らすか中止して，発作誘発に与えるその抗けいれん効果を回避するべきである（「第3章　患者の照会と評価」を参照）．しかし，多くの患者においては，ECT が緊急に必要であること，強い不安の存在，あるいは離脱症状を引き起こすことの懸念から，同剤の減量あるいは中止が不可能となる可能性がある．血中ベンゾジアゼピン濃度が最終投与後数日間，時には数週間，高く続くこともある．治療医の中には，ECT 時のこれらの薬剤の作用に拮抗するために，ベンゾジアゼピン拮抗薬フルマゼニル（Romazicon；アネキセート）を用いる者もある（Krystal et al. 1998）．麻酔導入直後で筋弛緩薬投与前に静脈内急速投与（0.5 mg）を行う．さらに，フルマゼニルの作用時間は1時間あるいはそれ以上であるため，離脱症状への用心として，比較的大量の経口ベンゾジアゼピンを投与されている患者には発作後にベンゾジアゼピン（例えば，ミダゾラム1～2 mg）を静脈内投与する方法もよいだろう．

　フルマゼニルが有用であることから，一部の治療医は ECT 前の高度の不安の急性期管理のために ECT 当日にベンゾジアゼピンの使用を検討するようになった（Bailine et al. 1994）．しかし，この医療処置は例外的な症例のみを対象とすべきである．

文献

American Psychiatric Association: The Practice of Electroconvulsive Therapy: Recommendations for Treatment, Training, and Privileging (A Task Force Report of the American Psychiatric Association), 2nd Edition. Washington, DC, American Psychiatric Publishing, 2001

Bailine SH, Safferman A, Vital-Herne J, et al: Flumazenil reversal of benzodiazepine-induced sedation for a patient with severe pre-ECT anxiety. Convuls Ther 10:65-68, 1994

Calev A, Fink M, Petrides G, et al: Caffeine pretreatment enhances clinical efficacy and reduces cognitive effects of electroconvulsive therapy. Convuls Ther 9:95-100, 1993

Dannon PN, Iancu I, Hirschmann S, et al: Labetalol does not lengthen asystole during electroconvulsive therapy. J ECT 14:245-250, 1998

Ding Z, White PF: Anesthesia for electroconvulsive therapy. Anesth Analg 94:1351-1364, 2002

Eranti SV, Mogg AJ, Pluck GC, et al: Methohexitone, propofol, and etomidate in electroconvulsive therapy for depression: a naturalistic comparison study. J Affect Disord 2008 Apr 23 [Epub ahead of print]

Figiel GS, DeLeo B, Zorumski CF, et al: Combined use of labetalol and nifedipine in controlling the cardiovascular response from ECT. J Geriatr Psychiatry Neurol 6:20-24, 1993

Geretsegger C, Nickel M, Judendorfer B, et al: Propofol and methohexital as anesthetic agents for electroconvulsive therapy: a randomized double-blind comparison of electroconvulsive therapy seizure quality, therapeutic efficacy, and cognitive performance. J ECT 23:239-243, 2007

Girlin MC, Jahr JS, Margolis MA, et al: Is mivacurium chloride effective in electroconvulsive therapy? A report of four cases, including a patient with myasthenia gravis. Anesth Analg 77:392-394, 1993

Hooten WM, Rasmussen KG: Effects of general anesthetics in adults receiving electroconvulsive therapy: a systematic review. J ECT 24:208-223, 2008

Hudcova J, Schumann R: Electroconvulsive therapy complicated by life-threatening hyperkalemia in a catatonic patient. Gen Hosp Psychiatry 28:440-442, 2006

Kaufman KR: Asystole with electroconvulsive therapy. J Intern Med 235:275-277, 1994

Kramer BA, Afrasiabi A, Pollock VE: Intravenous versus intramuscular atropine in ECT. Am J Psychiatry 149:1258-1260, 1992

Krystal AD, Watts BV, Weiner RD, et al: The use of flumazenil in the anxious and benzodiazepine-dependent ECT patient. J ECT 14:5-14, 1998

Lundy JB, Slane ML, Frizzi JD: Acute adrenal insufficiency after a single dose of etomidate. J Intensive Care Med 22:111-117, 2007

Malsch E, Gratz I, Mani S, et al: Efficacy of electroconvulsive therapy after propofol and methohexital anesthesia. Convuls Ther 10:212-219, 1994

Marco LA, Randels PM: Succinylcholine drug interactions during electroconvulsive therapy. Biol Psychiatry 14:433-445, 1979

McCall WV, Zvara D, Brooker R, et al: Effect of esmolol pretreatment on EEG seizure morphology in RUL ECT. Convuls Ther 13:175-180, 1997

Mokriski BK, Nagle SE, Papuchis GC, et al: Electroconvulsive therapy-induced cardiac arrhythmias during anesthesia with methohexital, thiamylal, or thiopental sodium. J Clin Anesth 4:208-212, 1992

Parab AL, Chaudhari LS, Apte J: Use of nitroglycerin ointment to prevent hypertensive response during electroconvulsive therapy: a study of 50 cases. J Postgrad Med 38:55-57, 1992

Patel AS, Gorst-Unsworth C, Venn RM, et al: Anesthesia and electroconvulsive therapy: a retrospective study comparing etomidate and propofol. J ECT 22:179-183, 2006

Porter R, Booth D, Gray H, et al: Effects of the addition of remifentanil to propofol anesthesia on seizure length and postictal suppression index in electroconvulsive therapy. J ECT 24:203-207, 2008

Posner JB, Plum F, Van Poznak A: Cerebral metabolism during electrically induced seizures in man. Arch Neurol 20:388-395, 1969

Rasmussen KG, Jarvis MR, Zorumski CF, et al: Low-dose atropine in electroconvulsive therapy. J ECT 15:213-221, 1999

Rasmussen KG, Laurila DR, Brady BM, et al: Anesthesia outcomes in a randomized double-blind trial of sevoflurane and thiopental for induction of general anesthesia in electroconvulsive therapy. J ECT 23:236-238, 2007

Rasmussen KG, Petersen KN, Sticka JL, et al: Correlates of myalgia in electroconvulsive therapy. J ECT 24:84-87, 2008

Rasmussen P, Andersson JE, Koch P, et al: Glycopyrrolate prevents extreme bradycardia and cerebral deoxygenation during electroconvulsive therapy. J ECT 23:147-152, 2007

Saito S: Anesthesia management for electroconvulsive therapy: hemodynamic and respiratory management. J Anesth 19:142-149, 2005

Stoudemire A, Knos G, Gladson M, et al: Labetalol in the control of cardiovascular responses to electroconvulsive therapy in high-risk depressed medical patients. J Clin Psychiatry 51:508-512, 1990

van den Broek WW, Leentjens AF, Mulder PG, et al: Low-dose esmolol reduces seizure duration during electroconvulsive therapy: a double-blind, placebo-controlled study. Br J Anaesth 83:271-274, 1999

Walder B, Seeck M, Tramèr MR: Propofol versus methohexital for electroconvulsive therapy: a meta-analysis. J Neurosurg Anesthesiol 13:93-98,

2001

Weglinski M: New anesthetic agents used in electroconvulsive therapy. Psychiatr Ann 23:23–26, 1993

Whittaker M: Plasma cholinesterase variants and the anaesthetist. Anaesthetist 35:174–197, 1980

第 3 部

Seizure Monitoring

発作モニタリング

7

Ictal Motor Response

発作時の運動反応

Andrew D. Krystal, M.D., M.S.

　ECT における電気刺激の目的は，全般性けいれん，いわゆる大発作を誘発することである．引き起こされた発作は，全か無かの現象ではない．「第 5 章 臨床適用」と「第 6 章 麻酔薬と他の薬物」で述べた通り，さまざまな因子がけいれん閾値，発作の生理的効果，認知障害関連の副作用，発作の治療効果に影響を及ぼす．ECT を実践する医師は，発作が誘発されたかどうかを判定し，誘発された発作の治療妥当性を判断し，発作持続時間を見極め，発作が不発であったり，不適切であったり，あるいは遷延した場合に適切に対応できなければならない．

　ECT 施行中にはさまざまなタイプのデータが同時にモニターされなければならない．すなわち，患者の運動反応，血圧，脈拍，脳波（EEG）データと（場合によっては）筋電図（EMG）データ，そして酸素飽和度などである．これらすべてを十分にモニターすることに，初心者は圧倒される．しかし，関連する基本的原則と予想される所見の範囲を理解することで，状況の困難さはかなり緩和される．次の 3 つの章で，われわれは，ECT 中にモニターされるさまざまなモダリティの根底にある原則を検討し，所見の臨床的意義をどのように解釈すべきかを論じる．本章では患者の運動モニタリングに焦点を合わせる．発作時の EEG 活動は「第 8 章 発作時の脳波反応」で，ECT に対する心血管系反応

は「第9章 心血管系反応」で取り上げる．

運動発作モニタリング

　全般性けいれん大発作は，発作時の運動反応（けいれん）の観察および発作時のEEG活動（発作中に生じている脳の電気生理学的活動）によりモニターできる．発作時のEEGモニタリングは日常的に行うことが推奨されており，それにはいくつかの理由がある．すなわち，1) 実際に発作を発生させている組織（脳など）の活動を反映する，2) EEG発作波は運動活動よりも一般的に10～20秒長い（時にはもっと長い），3) 運動反応は常に観察できるとは限らず，発作中まったく運動反応が生じない症例もある，4) 長引く発作はEEGによってのみ検出可能なことがある（American Psychiatric Association 2001；Weiner et al. 1991）．

　しかしながら，EEGモニタリングは特にアーチファクトが存在する場合など，時に信頼できない可能性があるため，運動活動のモニタリングは有用である．発作の証拠は，EEGにおいて明らかとなる前に運動反応において観察できるかもしれない．

発作時の運動反応

　電気刺激が与えられている間，多くの筋肉群は収縮し，首の伸長，足首の屈曲，歯ぎしりが生じる．この反応は発作性ではないが，電気刺激の直接的な作用によるものである．収縮は電気刺激が終了すれば直ちに消え，サクシニルコリンなど筋弛緩薬の使用によって遮断されることはないので，発作と容易に区別できる．

　ゆっくりとして持続的な筋緊張性収縮は，発作時の運動反応の第1期を表し，通常は刺激終了の直後あるいは数秒後に生じる．わずかに閾値を上回るだけの刺激による発作は，最長で10秒の運動反応の遅延を伴う可能性がある．全体として，発作時の運動反応の強直期は数秒から数十秒間持続する．強直期は徐々に間代期に発展する．間代期では屈曲と伸長の律動交代が経時的にその頻度を減少し，その後突然終了する．間代期は強直期よりも長く持続するのが一般的である．

運動反応に影響を及ぼす因子

　けいれん性運動活動の強度は2つの因子に左右される．すなわち，筋弛緩薬（一般的にサクシニルコリン）の用量と，それより程度は少ないが，電気刺激の強度である（Weiner et al. 1991）．サクシニルコリンの用量は筋弛緩の程度を決定する．0.5〜0.75 mg/kgの投与量では不完全な弛緩がしばしばもたらされ，その結果，けいれん性運動が顕著となることもある．1.0 mg/kgの通常投与量は，完全なあるいは完全に近い筋弛緩を通常引き起こし，けいれん活動は軽度であるか皆無である．特に整形外科的問題を持つ患者や非脱分極性筋弛緩薬による前投薬を受けた患者の場合，高用量の投与が時に必要となるであろう（「第3章 患者の照会と評価」と「第6章 麻酔薬と他の薬物」を参照）．

　筋弛緩薬は観察可能なけいれん活動を遮断することがあるため，臨床医は発作時の運動反応の始まりや終わりを判定するのが困難な場合がある．したがって，大半の医師は，運動けいれんのモニターを可能とするカフ法として知られる手技を実践する．筋弛緩薬投与の直前に血圧計カフを遠位端（手首か足首）に取り付け，収縮血圧を大幅に上回る圧力（約200 mmHg）まで膨らませる．この方法により筋弛緩薬がカフより遠位に流れることを防ぎ，遮断されていない筋肉がけいれん活動を示すことが可能となる．足首はより安定した関節であり，カフは点滴あるいは血圧監視を妨げないため，通常は手首より足首のほうが望ましい．発作が完了したらすぐにカフ圧を解除し，カフより遠位の部位への血流の損失に伴う危険性を最小限に抑えるべきである．1）カフより遠位に主な筋骨格疾患（例えば，重度の骨粗鬆症）を有する患者，2）重度の血管不全（例えば，糖尿病による血流低下）を有する患者，あるいは，3）鎌状赤血球貧血や局所的凝固を引き起こす可能性のあるその他の血液凝固異常を有する患者には細心の注意が払われるべきである．このような疾病が重症な症例ではカフ法を用いるべきではない．

　けいれん活動はカフが取り付けられた遠位端部位以外の領域でも存在する可能性があり，また，常にすべての部位で同時に終了するとは限らない（Weiner et al. 1991）．この多様性のために，同一施設のECT施行を分担する医師の間で，何が運動けいれんの終了にあたるのかについて標準的な取り決めをつくるべきである（American Psychiatric Association 2001）．この取り決めは，1）カ

フが留置された遠位端における動きの停止,あるいは,2) カフが留置された遠位端または相同な遠位端または身体のいずれかの部位において観察される最も長く続く運動活動の停止を基本とする.

　発作時の運動反応の強度を左右する2つ目の因子は,電気刺激の強度である.第5章に記されている通り,閾値をわずかに上回るだけの刺激に対する発作時の運動反応は時に弱小であるか皆無である.

筋電図

　発作性運動活動をモニターするためのもう1つの技法は,筋肉自体が引き起こす電気活動,つまりEMG活動を記録することである (Weiner et al. 1991).EMG活動はカフ法で得られるものよりもより敏感な運動活動の生物学的指標を示すものの,アーチファクトに影響される可能性が高い.EMG活動は伝統的にはECT中に記録されてこなかったが,MECTA spECTrum 5000Q (http://www.mectacorp.com) と Somatics Thymatron System Ⅳ (http://www.thymatron.com) という ECT 装置を用いて EMG 活動をモニターすることが可能である.

　EMG活動を記録するためには,通常はEEG記録に使用されるものと同じ(8章を参照)1対の導出電極が,さまざまな部位のいずれかの筋肉を覆う皮膚上に留置される.しかし,ECTで使用される場合,電極はEMG信号が良好になるよう(カフが留置された遠位端の) カフ血圧計よりも遠位に留置されるのが一般的である.2本のリード線は,約3~4インチの間隔で足の甲に通常留置される (**図7-1**).電極を取り付ける際,アーチファクトを最小限にするために,皮膚と十分に接触するよう注意しなければならない.このため,電極を留置する前に Omni Prep (D.O. Weaver and Company) などの物質を用いて下の皮膚を軽くこすり,留置部位を拭いて乾燥させるとよい.また,導出電極の少なくとも1つは筋組織上に直接留置されないとEMG活動は全く記録されない.

　図7-2は,発作の強直期 (A) と間代期 (BとC) のEMG記録の例を示す.最後のEMG記録 (C) の徐波は,間代期の間の足の動きの存在を反映している.Somatics Thymatron DGx 装置は,EMG記録を基に運動発作終了点を自動的に検出する性能を持つ.典型的な EMG 発作終了点の例が**図7-3**に示されている.この症例の場合,Thymatron 装置は運動終了点を45秒と正確に推定

第 7 章　発作時の運動反応　　97

血圧計カフ

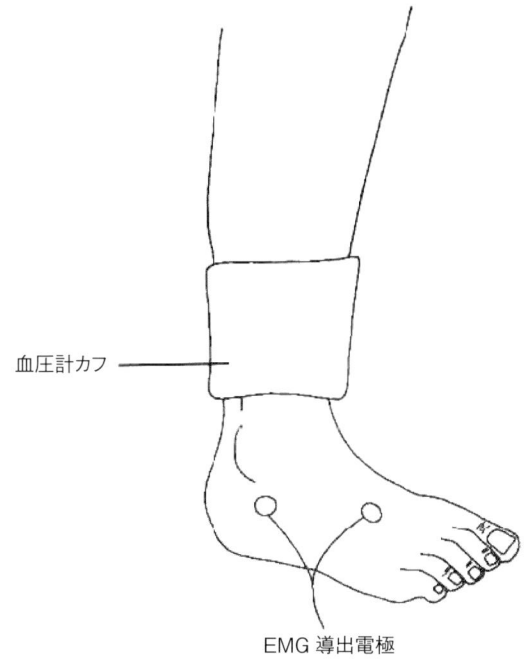

EMG 導出電極

図 7-1　筋電図（EMG）電極配置

した．EMG 記録装置はたいていの場合発作終了点を正確に示すが，時にはアーチファクトの存在により誤差が生じる（Krystal and Weiner 1995）．

光プレスチモグラフィ

　運動反応を自動的にモニターするもう1つの手段は，MECTA spECTrum Q シリーズ装置（5000Q と 4000Q）のオプションである光運動センサー機能が代表的なものである．光プレスチモグラフィセンサーは，発作の間代期の間に生じる動きを反映する信号を提供するために使われる．このセンサーは（カフ法について上述されている通り）サクシニルコリンの足や手への流れを防ぐために使われる血圧計カフよりも遠位のつま先あるいは指に装着される．間代期での動きは，装置の画面上かチャート記録計出力上の一方あるいは両方に徐波として記録される．十分なふれが存在しアーチファクトが最小限の場合，これらの徐波の終点が発作の運動成分終了の指標となる（**図 7-4B**）．アーチファクト

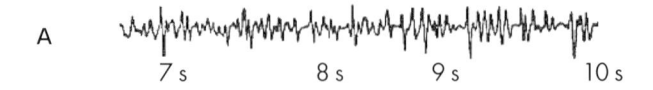

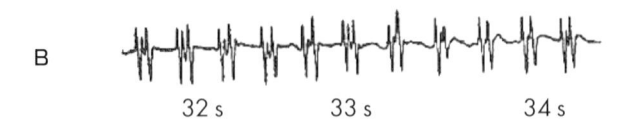

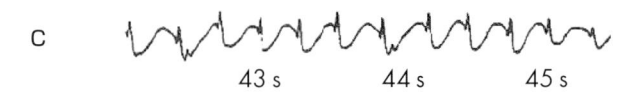

図7-2 発作の強直期（A）と間代期（BとC）の筋電図（EMG）活動

EMG活動はカフが留置された右足の甲の2つの電極から記録された． s＝秒

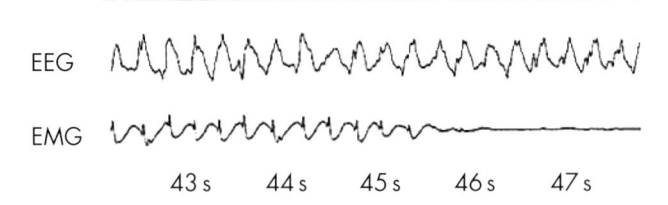

図7-3 Thymatronによる発作終了点の正確な自動検出

脳波（EEG）軌跡上方の横線は，EEG発作が運動発作活動終了後も続いているとの装置の判定を示す． EMG＝筋電図

が存在しない場合，発作の強直期（図7-4A）あるいは発作後期（図7-4C）に光運動センサー活動は全く観察されない．しかし，アーチファクトは生じ得る．おそらく最も厄介なのは脈のアーチファクトであり，発作時の運動成分が明確に終了するまでカフを膨らましたままにすることで，これを最小限に抑えることが可能である．

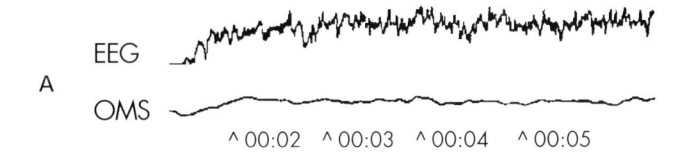

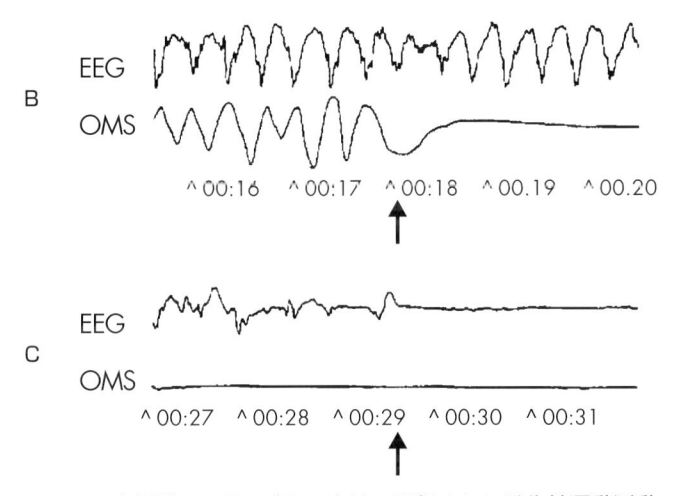

図7-4 光運動センサー(OMS)法で記録された発作性運動活動
A：発作の開始，B：運動発作の終点（矢印），C：脳波（EEG）発作の終点（矢印）．

文献

American Psychiatric Association：The Practice of Electroconvulsive Therapy：Recommendations for Treatment, Training, and Privileging (A Task Force Report of the American Psychiatric Association), 2nd Edition. Washington, DC, American Psychiatric Publishing, 2001

Krystal AD, Weiner RD：ECT seizure duration：reliability of manual and computer-automated determinations. Convuls Ther 11：158-169, 1995

Weiner RD, Coffey CE, Krystal AD：The monitoring and management of electrically induced seizures. Psychiatr Clin North Am 14：845-869, 1991

Ictal Electroencephalographic Response

8

発作時の脳波反応

Andrew D. Krystal, M.D., M.S.

発作時の脳波モニタリング

　ECT 中に発作が起こると，大きな皮質錐体細胞の樹状突起野（dendritic field）において，神経細胞の活性化が特徴的な活動パターンを生み出す．この活動が多くの隣接する神経細胞間で同期すると，その結果生じる電圧変動が脳波信号として頭皮で検出される（Weiner et al. 1991）．

　脳波（EEG）信号は，その振幅と周波数でしばしば特徴づけられる．振幅は電圧のピーク変動に反映される信号の大きさの指標である．安静時の EEG 振幅範囲は 10~100 マイクロボルト（μV）である．成人の覚醒時の典型的な EEG 活動の例が 図 8-1 に示されている．この例では脳波の最大振幅は約 50~60 μV である．多くの神経細胞が同期し脱分極するけいれん大発作の間に，EEG 振幅は 1,000 μV あるいはそれ以上まで増加する．発作終了後には，神経細胞のこの高度な活動亢進に続いて著明な抑制反応が起こり，発作後の EEG 振幅はわずか 1~10 μV にまで減少する．

　EEG 周波数は 1 秒当たりの波の周期の数を言い，ヘルツ（Hz）で測定される．伝統的に脳波は 4 つの周波数帯域に分けられる．デルタ（0~4 Hz），シー

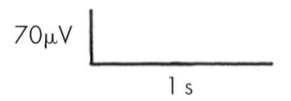

図 8-1　覚醒時脳波
最大頂点間振幅は 50～60 μV．優位周波数は 12 Hz．
s＝秒

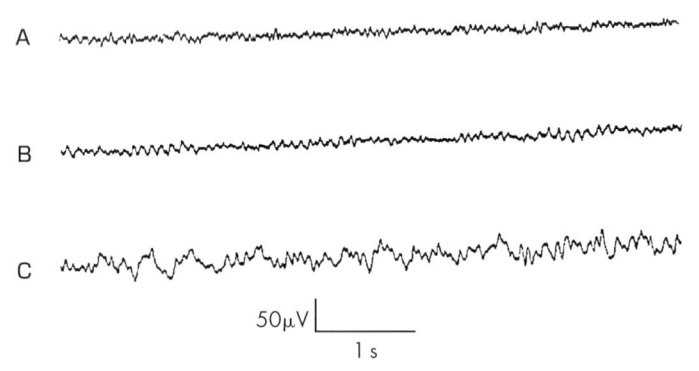

図 8-2　覚醒中（A，B）および麻酔中（C）の典型的な脳波活動
脳波 A と C は前頭部で記録された．脳波 B は後頭部で記録された．　s＝秒

タ（5～7 Hz），アルファ（8～13 Hz），そしてベータ（>13 Hz）である．EEG 信号は，異なる周波数の多くの振動成分から一般的に構成されている．最大の成分は信号の優位周波数と呼ばれる．**図 8-1** の脳波の優位周波数は 12 Hz である．**図 8-2** に示されている通り，周波数は測定部位と意識状態により異なる．ベータ帯域での低電圧速波は，覚醒状態において前頭部で優勢である（**図 8-2A**）．強力なアルファ律動は，覚醒状態において特に目を閉じている場合に後頭部で見られるのが一般的である（**図 8-2B**）．シータ帯域とデルタ帯域の律動（しばしば徐波と呼ばれる）は，成人において覚醒中に認めればたいていは異常であるが，自然に起きる睡眠中でも全身麻酔下の睡眠中であっても普通に認められる（**図 8-2C**）．しかし，別の特徴として，バルビツレートによる睡眠中にはベータ帯域の速波が認められる（**図 8-2C**）．

　アーチファクトは脳の電気活動以外から引き起こされる EEG 信号の側面で

ある．これらの信号は脳の電気活動のモニタリングを妨げるもので，治療室の電気機器，眼球運動，その他の身体運動，筋活動，心臓から最も頻繁に派生する（図 8-9 を参照，111 頁）．

大半の米国の ECT 装置は EEG のモニター機能を組み込んでおり，少なくとも 2 チャンネルの紙出力機能を備えている〔MECTA spECTrum Q Series (http://www.mectacorp.com) と Somatics Thymatron System Ⅳ (http://www.thymatron.com) 装置のオプションは，最高 4 チャンネルの EEG 活動の記録が可能である〕．より多くのチャンネルを記録することで，アーチファクトにより患者の EEG 活動が測定できない可能性が軽減される．しかし，この利点は，1）より多くのデータ・チャンネルの記録は余分な時間と煩雑さを伴う，そして，2）効果的な EEG モニターに 2 つより多くのチャンネルが必要なことは非常にまれである，という事実と比較検討する必要がある．

Thymatron ECT 装置は可聴 EEG モニターを別に備えており，これにより発作時の EEG 活動の変動の可聴音を調節し，治療医に EEG 発作活動の非視覚的表現を提供する（Swartz and Abrams 1986）．記録紙は発作時の活動を永久に記録するため，可聴 EEG モニターは紙記録の代替というよりも補足として通常用いられる．この記録は，発作が誘発されたかどうかの判定が難しい症例や，発作終了点〔後の「発作終了点の判定」（112 頁）において論じられる〕が不明確である症例において特に重要である．

■ EEG 電極の配置

EEG チャンネルは，2 つの頭皮の脳波電極における電圧の経時的な差異を（振幅の変動として）測定する．どちらの大脳半球が記録された活動を生み出しているのかを知ることが望ましいため，特定の一対の電極はどちらも同じ大脳半球上に留置すべきである．1 チャンネルあるいは 2 チャンネルの EEG 記録が用いられる場合，前額部と乳様突起部（図 8-3）が推奨されるが，それにはいくつか理由がある．すなわち，1）電気的に誘導された発作中の EEG 振幅はしばしば前頭野において相対的に高い，2）（耳のすぐ後ろの）乳様突起部は電気生理学的には相対的に不活性な領域であるため，より活発な前頭前野と対照するのに大いに参考となる．さらに，3）前額部と乳様突起部はどちらも毛が比較的少ないため，電極を取り付けやすい．

左右の前額部に配置された電極から単一チャンネルを記録することは推奨さ

図 8-3 脳波（EEG）電極配置

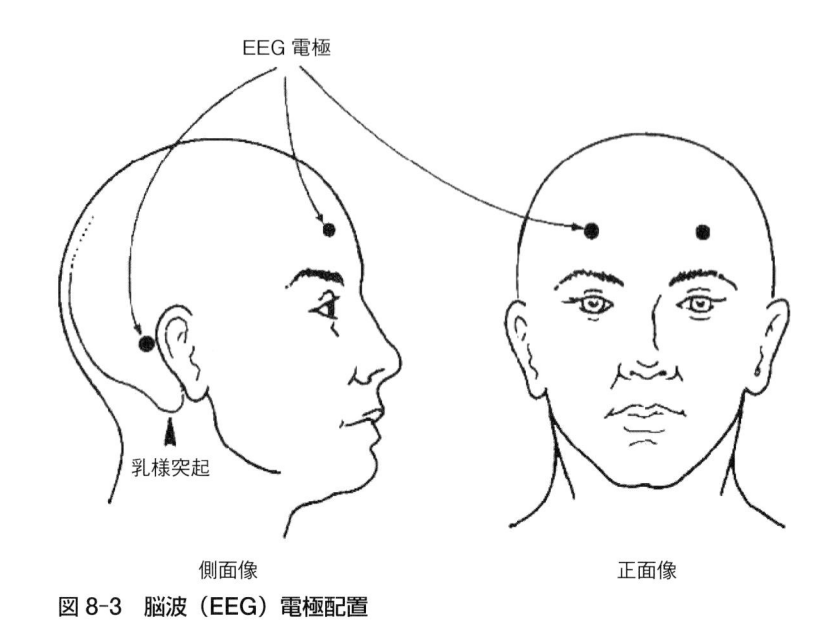

れていない．この方法は便利であるが，解読しにくい EEG データしか得られない．その理由は，ECT 発作とともにしばしば誘発される高振幅な電気活動はこれら2つの領域で同等に表れるからであり，2つの信号の差をとれば活動は相殺され，EEG として表れない．

　EEG 信号の振幅は低いため，電極と頭皮の接触が最も良好な状態にされなければならない．まず，脳波電極の設置部位から余分な皮脂や破屑を取り除くために，その下の頭皮を研磨作用のある溶媒〔例えば，Omni Prep（D.O. Weaver and Company）〕で湿らせた粗いガーゼで軽くこする．その後溶媒をふき取り，その部分を乾燥させる．次に，脳波電極を頭皮にしっかり取り付ける．小児心電図（ECG）記録用粘着パッドが多くの治療医により使用されている．

■ 画面の設定とプリントアウト増幅率

　出力増幅率は，記録された EEG 信号の大きさに対する画面あるいは印画紙に表示される信号の大きさの比率である．すべての ECT 装置は出力増幅率の調整能力を備えている．すべての出力の増幅率は，最適の縮尺で使えるよう設定すべきである．増幅率が低すぎるとデータ解析能力が下がる．増幅率が高す

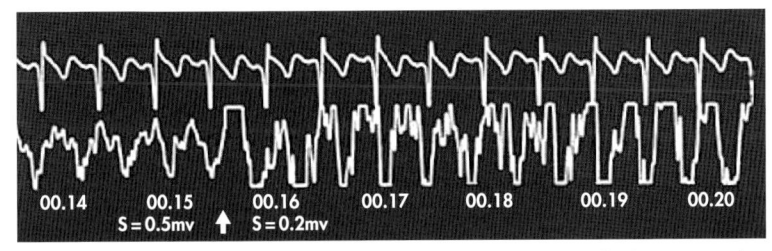

図 8-4 矢印の箇所において増幅率が上げられ，その後，波形のクリッピングが現れた脳波記録

ぎると信号の一部は表示範囲を超えて拡張し，波形の頂部が切り落とされた様相を呈する（**図 8-4**）．このいわゆるクリッピングもデータ解析能力を低下させる．以下の手順で増幅率設定を最適化することができる．

1. 増幅率を最大設定値まで上げる．
2. 脳波のクリッピングが観察される場合には，〔本章後半「EEG アーチファクト」（110 頁）にて論じられる通り〕それがアーチファクトによるものではないことを確認する．そうでない場合は増幅率を低い値まで下げる．
3. 最大振幅でアーチファクトのない発作時の EEG データがクリッピングなしに画面あるいは記録紙上で観察されるまで，この手順を継続する．
4. この同一の増幅率を用いて全対象患者の治療をモニタリングする（他の者が設定を変更する可能性がある場合は，最適設定値を装置が示すようにしておくことが推奨される）．

脳波判読はパターンを認識する技術である．増幅率設定を変えるとパターンが変化し，データ解読能力を妨げかねない．

■ 刺激前の脳波

刺激直前の脳波は，投与された麻酔薬の効果により，ベースラインとなる患者の覚醒脳波とは著しく異なっているのが一般的である．しかし，脳波への麻酔薬の作用はかなり異なる可能性がある（**図 8-2C** と**図 8-11** を参照）．EEG への作用は使用される麻酔薬のタイプと薬剤の血中濃度に左右される．

非常に有用な方法は，刺激直前の短期間（少なくとも 5〜10 秒）の EEG デー

タを（できる限り刺激の時間に近く）記録紙上で注目するか，記録紙を流しておくことである．この治療前の記録紙は，EEG 記録装置が適切に機能しており，信号が適切な質である（相対的にアーチファクトがない）ことを保証するために必要である．治療前の脳波が適切ではない場合には，ケーブルが正しくコンセントに差し込まれているか確かめることや，頭皮をさらに洗浄する，電極を再度取り付けるなどの措置を講じて問題の解決を図る．刺激前の脳波は発作が誘導されたかどうかの判定にも有用で，時には発作終了点の判定にも役立つことがある．

電気刺激中は刺激電流のために脳波活動は遮断される．ECT 装置は刺激が加えられた後に初めて記録を開始するのが一般的である．

発作時 EEG の段階

図 8-5 は ECT 治療中に観察される典型的な発作時および発作後の EEG の段階を示している．ECT に誘発された発作中の脳波の様相はかなり異なっている．図に示されている通り，EEG 活動の特徴的な進展はしばしば発作の過程全体にわたって生じる．解説のために，発作時脳波の一連の経過は個別段階に分けられるが，それぞれの段階が常に見られるわけではない．一般には，発作時の脳波にこれらの段階の1つあるいは複数をはっきりと特定することは不可能である．本節では，発作時のこの EEG 形態の変動を詳細に検討するのが狙いである．

■ 発作前の活動

電気刺激後には EEG 活動が比較的抑制される短い発作前期間が生じるか，あるいは低振幅な速波が時折見られることがある．

■ てんかん性漸増律動

発作前の活動後の短期間，低振幅から中振幅の非常に律動的な活動がアルファ帯域あるいはベータ帯域で生じることがある．このてんかん性漸増律動は，発作全般化の初期段階の視床皮質投射の同期化作用に関連すると考えられている．

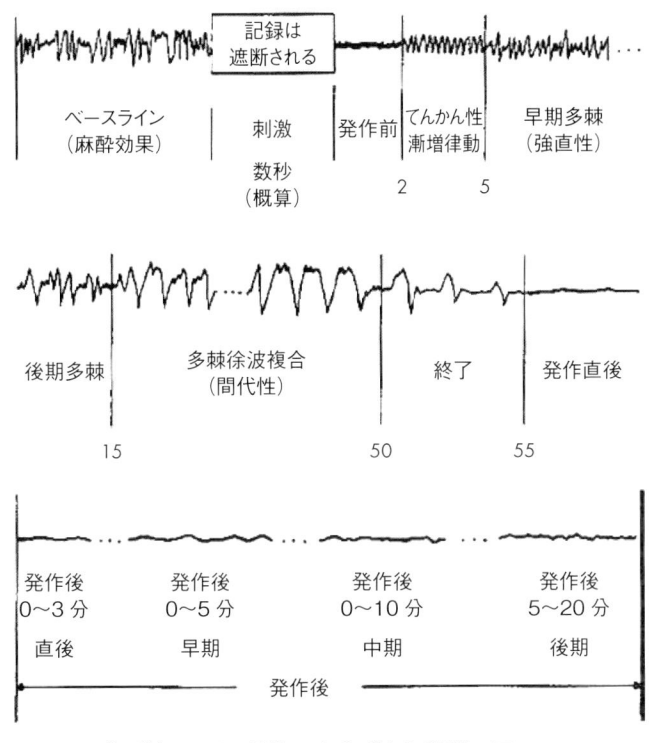

図 8-5　典型的な ECT 発作のさまざまな段階の図
(出典：Weiner et al. 1991 を改変)

■ 多棘波活動

　発作の初期段階は，散在する低周波数の波形を伴う高周波数の活動をしばしば特徴とする．この多棘波活動の段階は運動反応の強直性成分および早期間代性成分と同期し，通常約 10-15 秒間継続するが，筋電図（EMG）のアーチファクトによりかき消されることがある．

■ 多棘徐波複合

　発作性運動反応の間代期の間，多棘波活動は間代運動と同期する反復する多棘徐波複合に発展する．間代運動期の初めには，これらの放電の周波数はしばしば 5 Hz 以上であるが，間代期が進むにつれ周波数は 1 Hz まで低くなる．

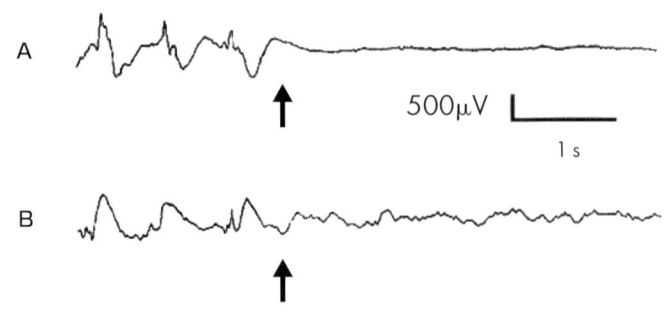

図 8-6　脳波（EEG）発作終結点の判定
A：突然の発作終了を伴う典型的な EEG 発作終了点（矢印）に続く平坦な発作後の基線．
B：発作後活動が平坦ではないことを除き A と同じ（矢印は，発作終了点を示す）．　　　　　　　　　　　　　　　　　　　　　　s＝秒

■ 終了段階

　転移段階というほうがより適当かもしれないが，終了段階は発作状態から発作後状態への移行を伴う EEG 活動の変化を特徴とする．この過程は非常に多様である．脳波上で典型的な多棘徐波から発作後波への突然の転移を生じることがある（**図 8-5** および **8-6** を参照）．他方，徐波の周波数と振幅の一方あるいは両方の継続的な低下，振幅の多段階的減少（**図 8-7**），さらには，短時間（5 秒続くのはまれである）の明らかな発作後抑制に続く発作波の再開を見ることもある（**図 8-8**）．

■ 発作後段階

　発作後段階は EEG 発作終了時に始まる（**図 8-5** を参照）．脳波はおおむね平坦か平坦に近い状態である．しかし，発作後抑制の程度が相対的に小さい場合，かなり高い振幅の見られることがある．これは刺激強度が発作閾値に比較的近い時に起こりやすい（Krystal and Weiner 1995；Krystal et al. 1993）．なかには発作後抑制の程度がとても小さいため，刺激前の EEG パターンが発作の終わりに再現される症例がある．脳波が平坦であるように見えても，脳波上の活動が進行中であることに留意することが重要である．平坦性の様相は画面の増幅率設定に左右される．最適な増幅率設定がされていれば，最も頻繁に使用さ

第 8 章　発作時の脳波反応　109

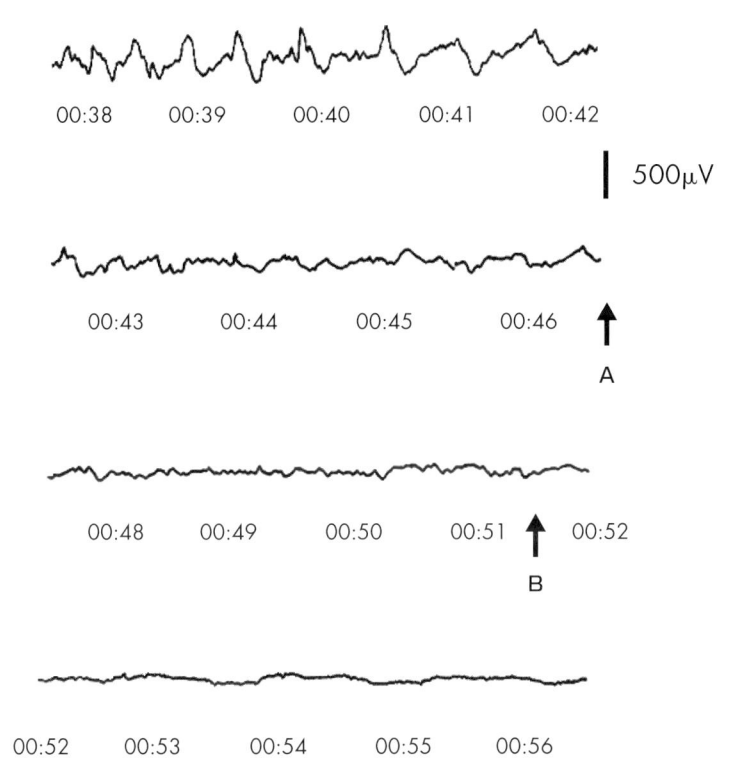

図 8-7　段階的な終了期の発作脳波で，最終的には比較的平坦な発作後基線へと消失する

発作終了点は矢印 A ではなく矢印 B である．

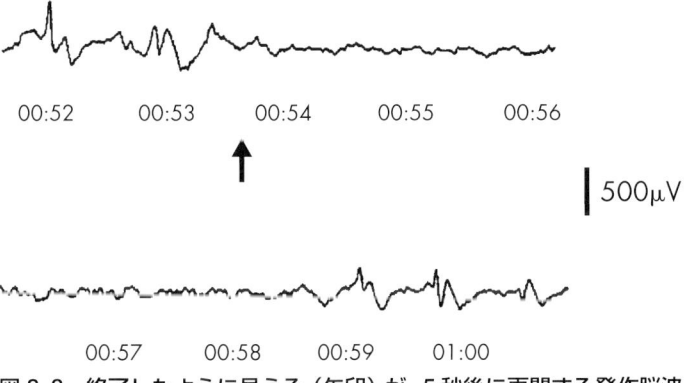

図 8-8　終了したように見える（矢印）が，5 秒後に再開する発作脳波

れる大きさの出力表示上で，激しい発作は平坦な発作後EEG活動となるのが典型的である．発作後の脳波の振幅と周波数は，発作終了後数分間で通常上昇し麻酔前のベースラインに近づく．

EEGアーチファクト

EEGデータの必要な臨床解析を行う（発作が存在するかどうか，存在する場合はどこで発作が終了するのかを判定する）ためには，医師は脳由来とアーチファクト由来の電気活動を区別できなければならない．生じるアーチファクトの主なタイプは，筋アーチファクト，運動アーチファクト，電極接触アーチファクト，および心電図（ECG）アーチファクトである（**図8-9**）．

■ 筋アーチファクト

筋電図は筋肉組織の生み出す電位を反映し，通常は非常に高い周波数（>30 Hz）の信号として認められる．**図8-9A**にある通り，信号は黒く見えるか，とがって見える．この図に示されている通り，発作時の筋アーチファクトは時に非常に大きく，発作性EEGパターンをわかりにくくすることがある．臨床医はこの活動が発作中の運動活動と一致することを念頭に置くべきである．強直期には，発作性筋アーチファクトが連続性筋収縮によって作り出され信号に常に現れる．発作が間代期へと進展するにつれ，EMGアーチファクトはけいれん運動の偽周期性の性質を帯びる．運動活動が途絶えるとEMG活動も消える．運動発作終了点は時にEEG発作の終了と同時に生じることもあるが，典型的にはより早く，運動発作終了点とEEG発作の終了の平均時間差は約15秒である．しかし，EEG活動は運動活動が終了した後も数分間持続することが時にある（Liston et al. 1988）．運動発作終了点は特定のEEGの性質とはほとんど関係していない．

■ 運動アーチファクト

一般的に遭遇するEEGアーチファクトのもう1つのタイプは，運動アーチファクトである．このアーチファクトは脳波のふれ（信号の基線の大きなずれ）として現われる．このふれは運動直前に進行中の波とは形が異なることがほとんどである．運動アーチファクトの例は**図8-9B**に示されており，矢印で始

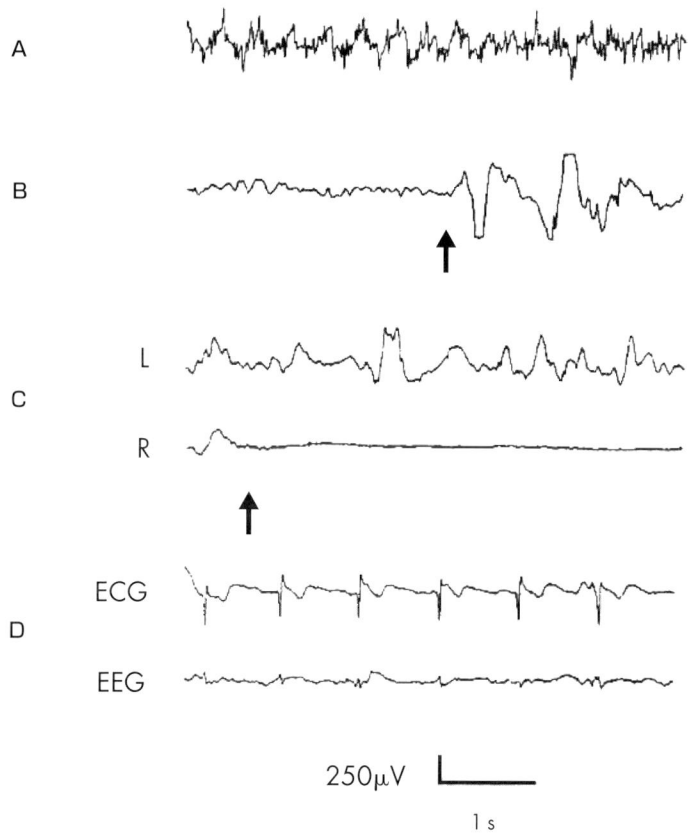

図 8-9 発作時の脳波（EEG）記録に観察されるアーチファクト
A：発作の多棘徐波段階での連続的な筋電図活動.
B：矢印で始まっている運動アーチファクト.
C：左側（L）の緩んだ導出電極に由来するアーチファクト．EEG 発作の終了は，接着に問題のない右側の記録（R）の矢印で示されている.
D：発作後状態中の EEG チャンネルにおける心電図（ECG）アーチファクト.

s＝秒

まっている．この症例では，アーチファクトはおそらく補助換気中に頭を動かしたことにより生じたのであろう．

■ 電極接触アーチファクト

時には，EEG 電極が記録中に緩んだり，電極パッドに欠陥があったりするで

あろう．このような場合，結果として得られる波は明らかにアーチファクトに見える形をしていることが多い．一例を図8-9Cの上部（L）に示す．ここでは，図の下部（R）に矢印で示すように，頭の右側の接着に問題のない導線で記録されたEEGの発作終了後にも左側のアーチファクトが持続している．この例もまた，2チャンネルEEG記録の重複性が1チャンネルの使用よりも優位な理由を示している．

■ 心電図アーチファクト

よく見られるもう1つのアーチファクトのタイプは，特に乳様突起を利用した電極についてのもので，心電図によるものである．治療医は，通常律動的であるECGや脈拍のアーチファクトを継続的な発作波と間違えないよう注意すべきである．しかし，ECG信号の振幅は通常低く，患者の脈拍やECGのモニターとの時間的関係を確認することで判別できるため，一般にこの区別は難しくない．ECGアーチファクトは，EEG活動が相対的に抑制される発作後の平坦状態となるまで通常明らかでない．発作後のECGアーチファクトの一例が図8-9Dに示されている．ECGチャンネルのQRS波に同期したEEGチャネルのふれがはっきり見て取れる．

発作時EEGの判読

医師はEEG記録を評価し，発作が生じたかどうか，生じた場合にはいつ終了したのかを判定できなければならない．これらを判定するための方法を本節では論じる．

■ 発作終了点の判定

発作終了点は，発作開始後にEEG信号で最後の振幅減少が生じた時点と定義される．残念ながら，現実には発作終了点を明確に判定するためにこの定義を用いることはできない．最後の振幅減少を特定するためには，患者を永続的にモニターしなければならないであろう．もう1つの問題は，時には発作が徐々に終了するため個別の終了点を識別できないことである（Krystal and Weiner 1995）．しかし，臨床医は一連の方法を実践することで，一般的にはさほど困難なく発作終了点を特定できる．

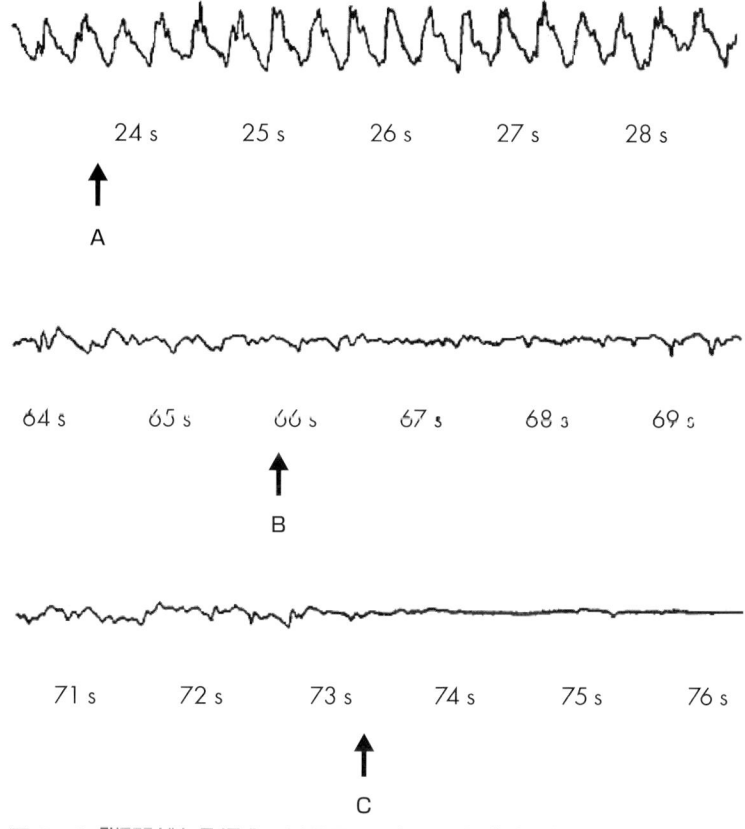

図 8-10 「疑問がある場合，最後まで記録する」方法の例
A：継続している発作波．
B：発作の終了ではない大幅な振幅減少．
C：実際の発作終了点．

s＝秒

- 疑問がある場合，最後まで記録する：EEG 活動がさらに発展する可能性があるため，臨床医は発作が終了したかどうか少しでも不確かな場合には，データの記録を継続すべきである（図 8-10 を参照）．
- 発作が終了したと見られる時点から，少なくとも 10 秒間データを観察する：この方法により，最後の振幅減少ではない振幅減少を終了点として選択する可能性が低くなる．また，発作終了であると考えられた時点の後に発作波が再開する可能性が大幅に低くなる．決定的な発作後活動と考えられる時期か

ら5秒後でも発作活動の再開が観察されている（図8-8を参照，109頁）．
- 少なくとも1チャンネルにおいて振幅が80μV未満のままであるEEGデータが5秒を超えて観察される場合，発作は終了した可能性が非常に高いことを忘れない：この大まかな経験則は，明白な発作後活動出現後に発作活動が再出現する場合，その最長期間が大体5秒であるという観察から得られたものである．80μVという振幅閾値はおおむねの値でよい．臨床医は，本章の「画面の設定とプリントアウト増幅率」の節（104頁）で推奨されている通りに増幅率が設定されている時に，高度の発作後抑制によりEEG活動が平坦あるいはほぼ平坦な脳波の様相を呈することに注意する必要がある．この方法は，間欠性徐波が存在する発作後のEEG活動（比較的みられるパターン）と継続している発作時のEEG活動を区別するのに有用である．また，換気などによってしばしば生じる，発作後に間欠的に存在する高度のアーチファクトが脳波上で認められる場合に，終了点を特定するのにも有用である．
- 刺激直前のEEGパターンの再発生に注意する：これが発生するのは発作終了点である．
- 発作終了を確認後，脳波記録を末尾から始めへと逆方向に解読し終了点を判定する：臨床医は発作が終わったことを確信するまで脳波を記録すべきである．その後，データを末尾から記録の始めへと逆方向に解読する際に遭遇する信号で，最初のアーチファクトではない移行部分を終了点として特定すべきである．この方法は，すでに図8-7で示されているように，発作性パターンから発作後パターンへの非常に緩徐な移行が生じる場合の標準的な終了点の判定方法である．
- 患者が自発運動や呼吸努力を始めたら発作は終了とみなす．
- アーチファクトが発作終了点の判定に支障をきたす可能性がある場合，換気や患者に対する操作を5〜10秒中断するよう求めることを検討する：この方法により，発作終了点の判定が可能になるか，あるいは，このような因子が信号に影響を及ぼしていないことを確認できる．

図8-5と図8-6Aは，明確な発作波が比較的平坦な発作後の基線へと突然移行する症例を説明している．対照的に，図8-6Bでは同様の突然と思われる終了点に続き平坦化しない不規則な徐波が生じている．これは，より平坦な基線にこの波が消えていくのかどうかを見るために，臨床医が脳波を継続的にモニ

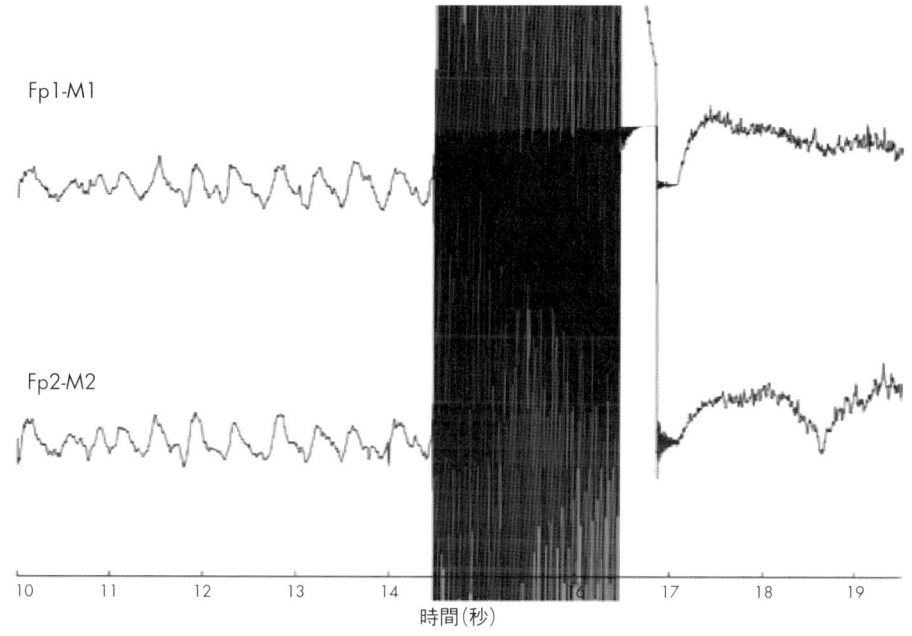

図 8-11 ECT 刺激（14 秒と 17 秒の間の黒い帯）の直前と直後に記録された脳波（EEG）データ

刺激前 EEG は発作の間代期に頻繁にみられるパターンに似ていることに留意する．本症例では刺激前のパターンは全身麻酔効果により生じた．

ターすべき状況の一例である．図 8-7 と図 8-10 が示すのは，より長くデータを見ることにより，大幅な振幅減少が発作終了点ではなく移行期の一部であり，その後により大きな信号振幅減少が起こることを証明した例である．

■ 発作活動の判定

本章「発作時 EEG の段階」（106 頁）で論じたように，発作誘発時に観察される EEG 活動は一連の段階から成立する傾向があり，各段階は特徴的な様相の波形を構成する．しかし現実には，これらの特徴は発作が生じたかどうかを判定するのに有用ではない．1 つの理由は，これらの段階とそれに付随する波形が発作中に現れる程度には大きなばらつきがあることである．もう 1 つの理由は，刺激直前の脳波の様相が，時には特徴的な発作性波形の様相と区別できないことである（図 8-11）．発作が誘発されたかどうかは，発作波に独特な 2

つのタイプのパターンのいずれかを探すことで判定するのが最良である．すなわち，1）脳波の優位周波数への進展，あるいは，2）刺激前の脳波に棘波が加わりその後消えるというパターンである．

優位周波数への進展

　高周波数 EEG 活動から低周波数 EEG 活動への進展は，患者の発作閾値に近い刺激で誘発された発作を除き，あらゆる ECT 発作で観察される．発作閾値に近い刺激による発作は図 8-12 と図 8-15A に示されている．EEG 信号は一般に複数の周波数の波形を構成するが，優位周波数とは EEG 信号に存在する最大成分を言う．EEG 発作活動を発作が全く誘発されていない麻酔によるEEG 活動と区別しようとする場合，特徴的な波形を探すよりも優位周波数を探すほうが有用である．なぜなら，麻酔脳波にも周波数成分が徐波へ進展する期間は生じうるが，概して優位周波数への持続的な徐波化は生じないからである．

　一部の症例では，発作の最初の 5～10 秒ですべてのあるいはほぼすべての徐波への進展が起き，その後持続的な低周波数の波が生じる（図 8-13）．このパターンは発作が生じているか否かの迅速な判定を可能にするために有用である．しかし，これは患者への操作（例えば，マウスガードの取り外し，換気の開始）によるアーチファクトが最も生じやすい発作期間でもある．このため，発作波の最適な特定には，アーチファクトが存在していても脳波の優位周波数成分への徐波化を特定する能力を高めることが求められる．

　図 8-14 では，運動アーチファクトによって作り出された大型の波形の上に非常に低振幅だが高周波数の波が乗っており，高振幅で低周波数の波へと次第に進展するのが観察できる．これはこの患者に発作が存在することを示している．最初の 10～20 秒の EEG 記録紙の区分とその後の記録データの「対照」比較は，優位周波数への徐波化が生じたかどうかの判定に有用であろう．

棘波の出現とその後の消失

　刺激強度が発作閾値よりもわずかしか高くない場合，脳波の優位周波数への徐波化は生じないか，ごくわずかであるか，あるいは遅延する可能性がある．このタイプの発作の特徴は，刺激の直前に存在していた EEG 活動へ棘波が加わることである．これらの棘波は終了段階への移行あるいは発作終了点で消える．この場合，最も有用な「対照」比較は，刺激直前に記録された EEG デー

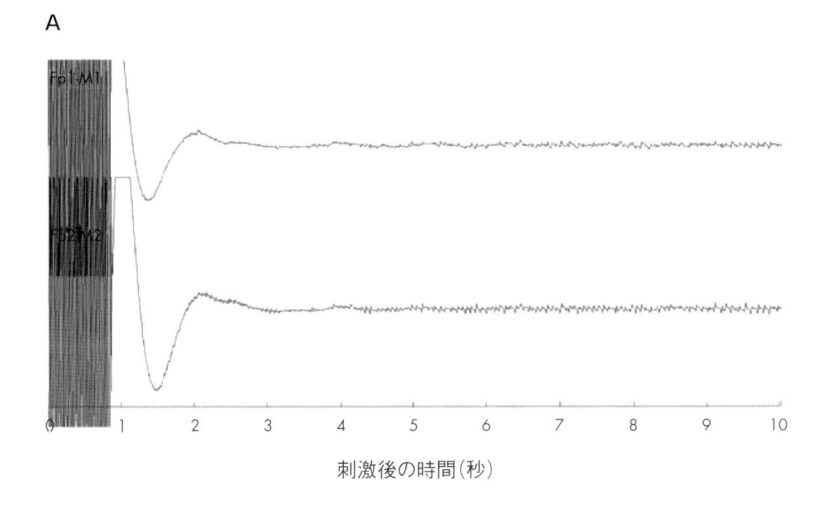

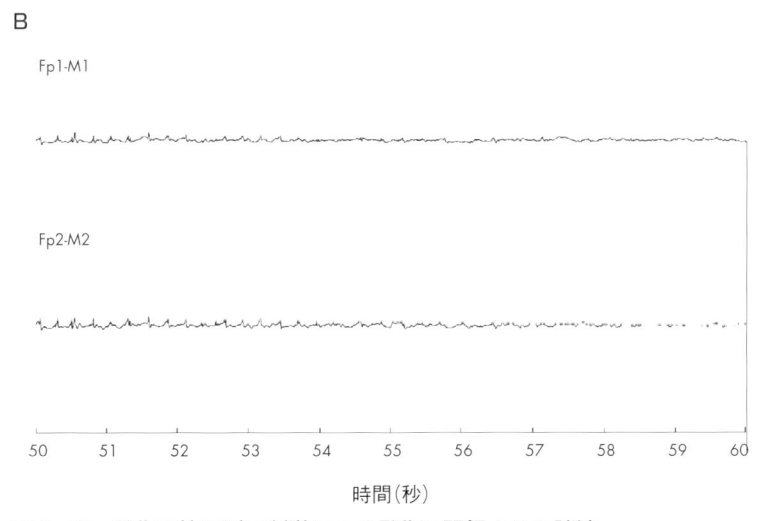

図 8-12　発作閾値に近い刺激による発作で記録された脳波
A：発作の開始は比較的低い振幅の棘波活動を特徴とする．
B：棘波活動は発作の終了段階への移行までで終っている．

タと刺激後の最初の10〜20秒に記録されたデータの比較である．この棘波のパターンは刺激前の脳波の振幅が相対的に低い場合は特定しやすい．しかし，高振幅活動が刺激直前に存在する場合には棘波の出現は確かめにくく，「対照」比

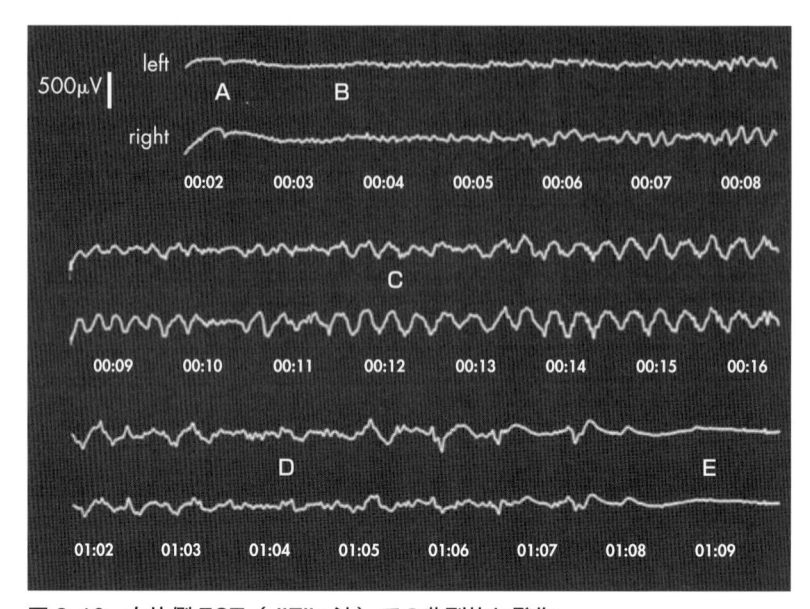

図 8-13 右片側 ECT（d'Elia 法）での典型的な発作
この脳波は，長い徐波の経過が後に続く早期の発作への進展を示す．A：発作前活動．
B：多棘波活動．C：多棘徐波活動．D：終了段階．E：発作後段階．

較が必要となる．このタイプの発作については運動反応の存在しない可能性が非常に高いため，脳波を判読して発作を検知する技術が特に重要である．

■ 発作の適切性の判定

伝統的に，十分な発作持続時間が得られること（例えば，20秒の運動反応や25秒の EEG 反応の一方または両方）が ECT 治療の治療適切性を確保するために必要かつ十分であると仮定されてきた（Ottosson 1960）．しかし，複数の研究が証明したのは，十分な持続時間であっても発作閾値よりもわずかに高いだけの刺激による右片側性発作は治療効果が乏しいことである（Sackeim et al. 1987, 1993）．この所見から，研究者は発作の適切性の他の評価基準，特に発作時の脳波の振幅や形状に関する評価基準を模索することとなった（Krystal and Weiner 1994；Weiner et al. 1991）．

例えば，わずかに発作閾値を上回る発作の低い振幅と規則性の乏しさが**図 8-12** に描かれているが，これは強度が小さすぎる ECT 刺激に対する発作時の

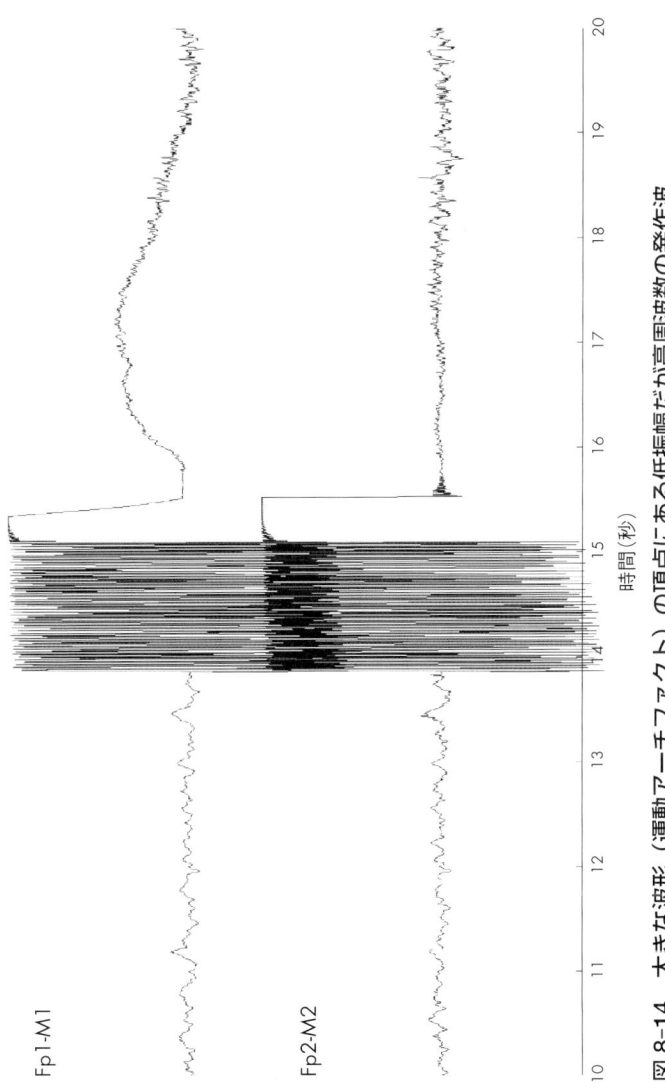

図 8-14 **大きな波形（運動アーチファクト）の頂点にある低振幅だが高同波数の発作波**
14 秒から 15 秒の黒い帯は電気刺激を示す．

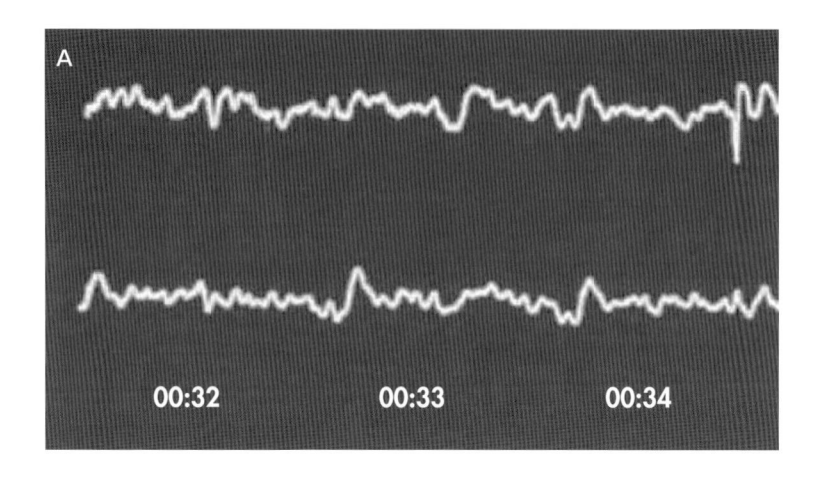

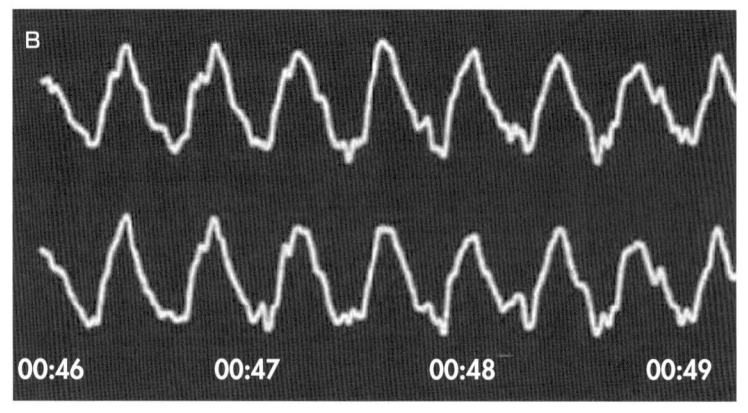

図8-15 同一患者における振幅と周波数が大幅に異なる2つの発作
A：わずかに発作閾値を上回る刺激による発作で明確でない発作活動を示す．
B：短時間おいて再刺激された同一患者における2度目の発作．

EEG反応に他ならない．**図8-15A**には35秒のEEG発作の一部が示されている．患者の発作時のEEG反応の質が，それまでの治療で得られたEEG反応よりもはるかに劣っていたため，また運動反応も全く明らかでなかったため，患者は少し時間をおいてより高い強度で再刺激された（「第11章 適切な発作への対処」を参照）．発作波は**図8-15B**のように出現し，これは再刺激の結果生じた76秒の発作の最大EEG振幅を示している（本症例では，運動けいれん反応は54秒だった）．2つの発作の間の違いを見ることで，発作時のEEG活動の振

幅と規則性のいずれもが，より大きく閾値を上回る（そしてより治療効果のある可能性がある）刺激によって大幅に増大されていることがすぐに理解できる．

このような EEG の差異は，振幅や周波数といった定量的特性によって分類できるため，ECT 発作の適切性あるいは治療効果を予測するための発作時の定量的 EEG 評価基準の開発が近年の大きな関心事となった（Krystal and Weiner1994；Weiner et al. 1991）．「第 5 章 臨床適用」で記されている通り，発作閾値は ECT コース中予測不可能な形で上昇することから，このような評価基準を用いて刺激がどれくらい発作閾値に近いかを予測することができ，その後の刺激用量の参考となるであろう（Krystal and Weiner1995；Krystal et al. 1993）．例えば，わずかに発作閾値を上回る刺激による（そして，効果が少ないと推定される）発作は，発作時の振幅が低く，発作後の振幅が高く（発作後抑制が少なく），発作性徐波化のパターンの出現が遅い傾向にある（Krystal and Weiner 1995）．

文献

Krystal AD, Weiner RD：ECT seizure therapeutic adequacy. Convuls Ther 10：153-164, 1994

Krystal AD, Weiner RD：ECT seizure duration：reliability of manual and computer-automated determinations. Convuls Ther 11：158-169, 1995

Krystal AD, Weiner RD, McCall WV, et al：The effects of ECT stimulus dose and electrode placement on the ictal electroencephalogram：an intraindividual crossover study. Biol Psychiatry 34：759-767, 1993

Liston EH, Guze BH, Baxter LR Jr, et al：Motor versus EEG seizure during ECT. Biol Psychiatry 24：94-96, 1988

Ottosson JO：Experimental studies of the mode of action of electroconvulsive therapy. Acta Psychiatr Scand 35（suppl）：1-141, 1960

Sackeim HA, Decina P, Kanzler M, et al：Effects of electrode placement on the efficacy of titrated, low-dose ECT. Am J Psychiatry 144：1449-1455, 1987

Sackeim HA, Prudic J, Devanand DP, et al：Effects of stimulus intensity and electrode placement on the efficacy and cognitive effects of electroconvulsive therapy. N Engl J Med 328：839-846, 1993

Swartz CM, Abrams R：An auditory representation of ECT-induced seizures. Convuls Ther 2：125-128, 1986

Weiner RD, Coffey CE, Krystal AD：The monitoring and management of electrically induced seizures. Psychiatr Clin North Am 14：845-869, 1991

Cardiovascular Response

9

心血管系反応

Andrew D. Krystal, M.D., M.S.

　ECTでは脳の電気生理学的変化が生じるのに加え，一時的な心臓血管の変化も発生する．本章では，これらの変化のモニタリングに一般的に用いられる装置とECTに対する心血管系反応に関係する生理学的原理を取り上げる．

モニター装置

　ECT治療と治療後の回復室の場面において，発作誘発の前，間，そして後に患者の心血管系反応をモニターするためにさまざまな装置が用いられている（American Psychiatric Association 2001；Gaine and Rees 1992）．このような場面において用いられる心臓モニターは，患者の血圧，心拍数と心臓の電気活動を一般的に測定する．しかし，旧式モデルは心臓の電気活動と脈拍のみをモニターするものがあり，血圧を手動で測定することが必要となる．多くの新しいモニターは，血圧を定期的に測定するか異常な心拍あるいは心調律が発生すると自動的に警報を鳴らすようにプログラム化されている．パルスオキシメーターは患者の血液の酸素飽和度を継続的に評価するために用いられる．95～100％の間の酸素濃度は十分な酸素化を示す．このデータは，通常患者の指に取り付けられている点灯クリップで得られる．

ECTに対する急性心血管系反応

　図9-1は，心拍数と収縮期血圧に対するECTの典型的な影響を図式的に描いている（Perrin 1961）．麻酔導入前には患者の不安のために両方の数値はしばしば上昇する．麻酔薬が作用するにつれ心拍数と血圧は一般的に下がるが，筋弛緩薬サクシニルコリンは少なくとも部分的にこの効果に拮抗する可能性がある．

　ECT刺激と誘発された発作はどちらも，副交感神経路（迷走神経）と（主に脊髄の）交感神経路を介し，主として視床下部から心臓に至る直接的な神経細胞伝達を通じて，心血管系に影響を及ぼす．副交感神経系の活性化により血圧と心拍数が低下する．交感神経系の活性化は正反対の効果を生む．すなわち血圧，静脈圧，心拍数は上昇し，その結果心拍出が全体的に促進する．

　心血管系反応パターンは，副交感神経期から交感神経期，副交感神経期，そして交感神経期への転換を伴う4段階の過程であると形容できる（図9-1を参照）．電気刺激直後には，特定の脳幹の核の直接刺激の結果として最初の副交感神経活性化が起こる．この活性化により血圧が低下し，しばしば数秒間継続する一時的な洞性徐脈あるいは洞性心停止が生じる．時には洞停止が10秒間あるいはそれ以上継続することが観察されている．図9-2Aは，6秒の洞性徐脈を示す．患者の次の治療（図9-2B）の際，抗コリン薬の投与量を増やすことで心停止は防止された．

　最初の副交感神経反応の直後に交感神経放電が起こり，血圧と心拍数が大幅に上昇する．発作不発の場合にはこの交感神経の大きな変動は通常存在せず，副交感神経作用は阻害されないままとなる．発作性頻脈は間代期が終了して副交感神経系が再活性化するまで継続する．この再活性化はしばしば心拍数の突然の低下を伴うが，それは図9-3に見られるように，時として徐脈として現れる．その後，覚醒に伴い2期目の交感神経活動亢進が生じる．最終的な副交感神経期と最終的な交感神経期はどちらも，通常はそれぞれの最初の段階よりも目立たないが，発作後の興奮が最後の交感神経放電を増強する．最終的に，患者が完全に覚醒するにつれ血圧と心拍数はそのベースライン値に戻る．しかし，ECT時に投与される交感神経遮断薬，あるいは同様の作用を持つ他の薬剤の効果は持続する．

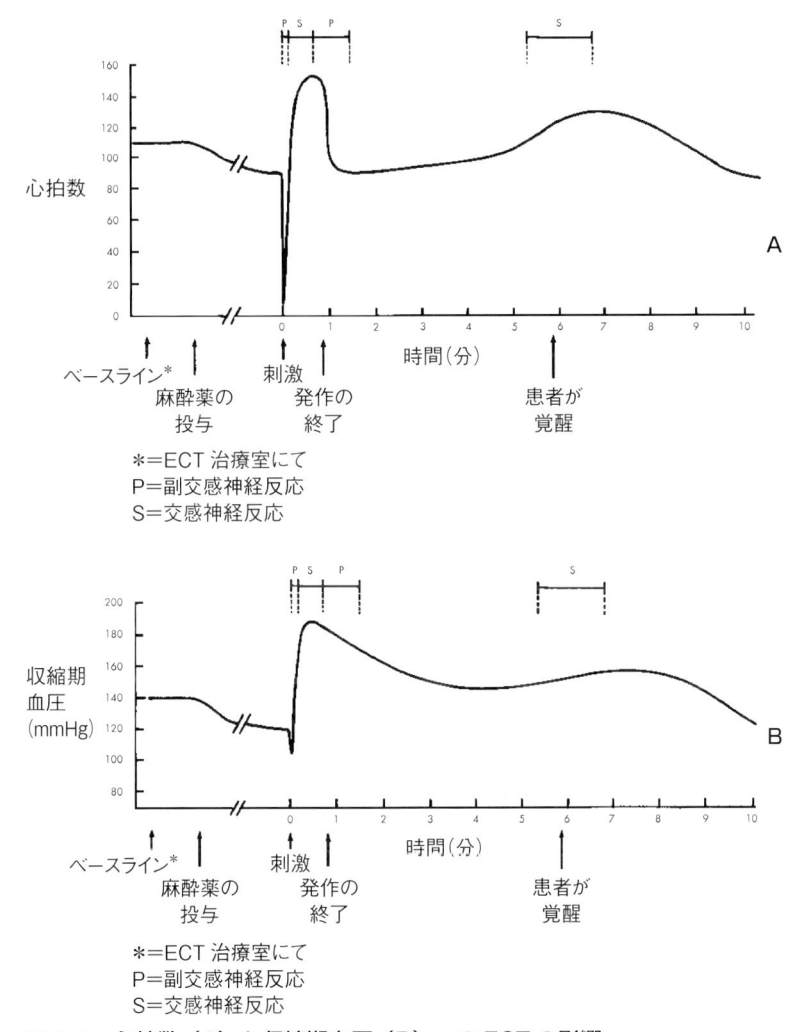

図 9-1 心拍数（A）と収縮期血圧（B）への ECT の影響

　発作中に心電図が尖鋭化した T 波を示すことがある（Khoury and Benedetti 1989）．これは心臓分極に重要な脳幹中枢への電気刺激による良性現象である．T 波の振幅は一般的に発作完了後すぐに正常化する（**図 9-4**）．

　稼働中の留置ペースメーカーと除細動器のある患者では，経皮的ペーシング装置あるいは内部配線が断裂しているとき（この場合はペースメーカーが稼働

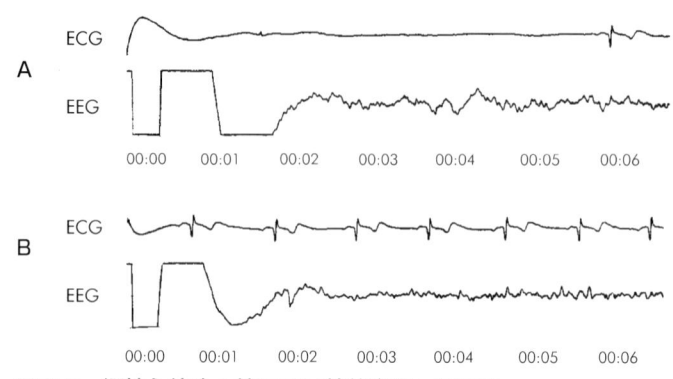

図 9-2 洞性心停止と抗コリン薬前治療への反応
A は 6 秒の洞性心停止を示す. 患者の次の治療（B）では, 抗コリン薬の投与量を増やすことで心停止は防止された.

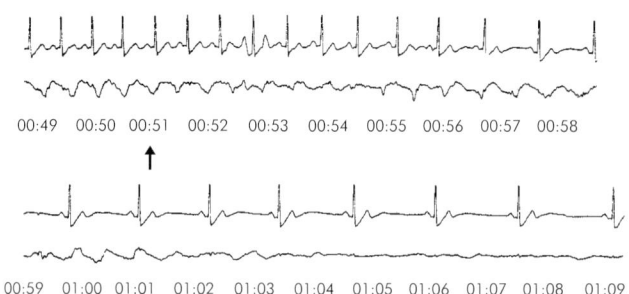

図 9-3 副交感神経再活性化時の徐脈
上部は発作時頻脈（約 120/秒）とその後の発作後徐脈（約 38/秒）を示す. 矢印は運動けいれんの終了を示す.

していないだろう）を除き, ECT は電気的には非常に安全である（Alexopoulos 1980；Pinski and Trohman 1995）. この点について, これらの装置の心調律保護作用から, 患者はこれらの装置を付けたまま ECT を受けたほうが, 外して受けるよりも実際は安全である. それでも, 発作中に発生する自律神経系の変化により, 古いデマンド型ペースメーカーの一時的な過活動化か非活動化のどちらかまたは両方が起こる可能性がある（**図 9-5**）. このため, このような装置を各麻酔導入前に一時的に固定モードに変換するのが一般的には賢明である. ペースメーカーを覆う皮膚上に磁石を留置することで変換できる. しかし, この処置は最近のペースメーカーについては必要ない（これは循環器科の診察で

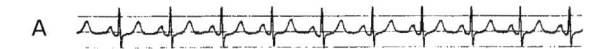

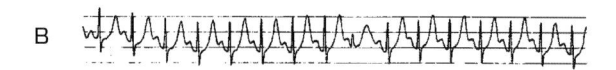

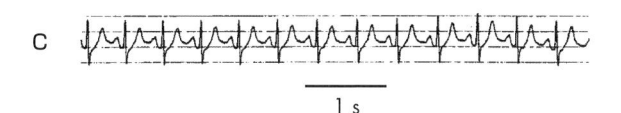

図 9-4　尖鋭化した T 波
A：刺激前（ベースライン），B：発作初期，C：発作後初期.

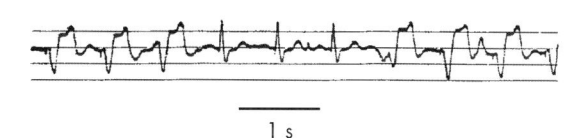

図 9-5　デマンド型ペースメーカーの間欠的過活動化

判断されるべきである．「第 3 章　患者の照会と評価」を参照）．いくつかの埋め込み型除細動器を使用中の患者についても，これらの自律神経の大きな変動が誤って装置を稼働しないようにするために，同様の処置が講じられる．しかし，一部の最新装置はこの処置を必要としない．

　第 8 章で発作時の脳波記録の問題点として記された信号アーチファクトは，**図 9-6** に示されている通り，心電図の判読をも困難にする場合がある．**図 9-6A** は，運動アーチファクトが心調律の判定を困難にしている症例である．より極端な例が**図 9-6B** に示されている．ここでは，おそらく心電図（ECG）電極の皮膚との接触が十分ではないのであろう．**図 9-6C** に見られる通り，ECG 信号が完全に遮断されることがまれにある．当然のことだが，このタイプのアーチファクトと真の心停止を直ちに識別することが重要である．すなわち，脈を取ることや心臓を聴診することで識別が可能である．

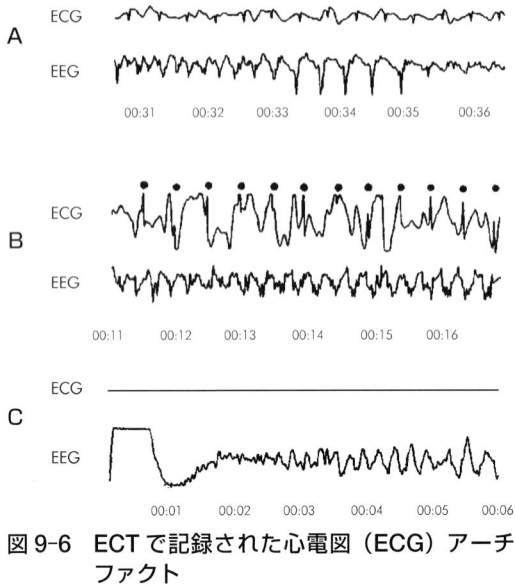

図 9-6　ECT で記録された心電図（ECG）アーチファクト
A：基線の揺れ，**B**：大きな動きによるアーチファクト（点は QRS 複合の位置を示す），**C**：ECG 信号の完全喪失．

文献

Alexopoulos GS：ECT and cardiac patients with pacemakers. Am J Psychiatry 137：1111-1112, 1980

American Psychiatric Association：The Practice of Electroconvulsive Therapy：Recommendations for Treatment, Training, and Privileging（A Task Force Report of the American Psychiatric Association）, 2nd Edition. Washington, DC, American Psychiatric Publishing, 2001

Gaines GY, Rees DI：Anesthetic considerations for electroconvulsive therapy. South Med J 85：469-482, 1992

Khoury GF, Benedetti C：T-wave changes associated with electroconvulsive therapy. Anesth Analg 69：677-679, 1989

Perrin GM：Cardiovascular aspects of electric shock therapy. Acta Psychiatr Neurol Scand 36：7-44, 1961

Pinski SL, Trohman RG：Implantable cardioverter-defibrillators：implications for the nonelectrophysiologist. Ann Intern Med 122：770-777, 1995

第 4 部

Treatment Course

治療コース

Adverse Effects

10

有害作用

Mehul V. Mankad, M.D.
Richard D. Weiner, M.D., Ph.D.

　急性期に対するあらゆる医療行為と同様に，ECT処置には一定の危険性を伴う．これらの危険性は，全身麻酔の導入，発作とけいれん，併用薬とECTの相互作用，およびECT処置のその他の特徴と関連している．最も一般的な副作用には，認知機能変化，一過性の心血管系の変化，および一般的な身体的愁訴が含まれる．適切な診断，ECT前の評価，改良されたECT技術の使用により，副作用の発生率と重症度は大幅に下がった．患者にECTを行うかどうか決定する際，臨床医は個々の症例を予断を交えずに検討し，リスクとベネフィット（損益）の両方を秤にかけなければならない．このような損益の検討については，「第11章　適切な発作への対処」，「第12章　急性期ECT」，そして「第13章　維持ECT」で，詳しく論じられている．

禁忌

　米国精神医学会（American Psychiatric Association 2001）によると，ECTに絶対的な禁忌はない．しかし，一部の状態は相対的に高い危険性を伴う．**表10-1**に要約されている通り，そのような状態には占拠性脳内病変（浮腫やその他の腫瘤効果のない小さくてゆっくり増殖する腫瘍を除く），頭蓋内圧亢進

表10-1 ECTの危険性を高める身体的状態

占拠性脳内病変（腫瘍，血腫など）
頭蓋内圧亢進を引き起こす他の状態
最近の心筋梗塞
最近の脳内出血
不安定な動脈瘤や血管奇形
褐色細胞腫
高い麻酔の危険性〔米国麻酔学会（ASA）クラス4あるいはクラス5〕

（出典：American Psychiatric Association 2001）

を引き起こす他の状態，重篤な心臓機能悪化を伴う最近の心筋梗塞，最近の脳内出血，不安定な動脈瘤や血管奇形，そして褐色細胞腫が含まれる（American Psychiatric Association 2001）．これらの疾病を有する患者の救命のためにECT治療が必要になる場合，先行する危険性をある程度まで薬理学的に抑えることが通常は可能である（Weiner and Coffey 1993）．

死亡率

ECTは侵襲的とみなされやすいにもかかわらず，患者の一般集団におけるECTによる全体的な死亡率は非常に低く，患者10万人当たり2〜10人（0.0001％）と推定されている（Shiwach et al. 2001）．これは，短時間の全身麻酔導入そのものによる死亡率とほぼ同率である．Nuttall et al.(2004)は，13年間の17,394件の治療件数中にECT関連の死亡が皆無であったことを発見している．データの示すところでは，ECTを受ける患者の精神疾患以外の原因による死亡率は，ECTを受けない精神疾患患者よりも低い（Munk-Olsen et al. 2007）．しかし，重要な危険因子（例えば，重症冠動脈疾患，不安定な血管奇形，重篤な呼吸機能悪化，総合的に高い麻酔の危険性）により，ECTに伴う死亡の危険性は明らかに上昇する．危険性の程度の評価の点からだけでなく，インフォームド・コンセントの観点からも，この関係を留意すべきである（「第3章　患者の照会と評価」を参照）．

認知機能変化

　認知機能変化は，最もよく知られた最も難儀な ECT の副作用である．臨床医は認知機能変化についてのいくつかの事実に留意すべきである．第1に，うつ病エピソード自体が重度の認知機能変化をしばしば伴い，時には認知症として現れるほどに重篤である（偽認知症）．このような場合，ECT が奏効すると，認知状態に少なくとも主観的改善がみられる可能性が現実には高い．第2に，認知機能変化は構造的な脳の損傷に対応しない．大規模研究は ECT と脳損傷の間に何の関連も見出さなかった（Agelink et al. 2001；Scalia et al. 2007；Zachrisson et al. 2000）．動物モデルや生体外での研究によれば ECT は細胞毒性をもたらすのではなく，神経発芽とシナプスの強度を実際に向上させる可能性がある（Duman and Vaidya 1998）．興味深いことに，これらの変化はうつ病の動物モデルに発生すると報告された変化とは全く正反対である．

　以下に述べる通り，ECT について3つのタイプの認知機能障害が観察される．すなわち，発作後の失見当識，発作間の混乱，そして健忘（前向性健忘および逆向性健忘）である．

■ 発作後の失見当識

　ECT は発作活動を誘発するため，すべての患者は ECT 治療から覚醒後何らかの一過性の発作後失見当識を経験し，これが数分から数時間続く．全身麻酔を受けたことがこの失見当識の一因かもしれない．さまざまな因子が，発作後の錯乱状態など ECT に関連する認知機能障害の重症度に影響を及ぼす（**表10-2**）．

　大半の患者は発作後の認知変化を重大な障害としては経験しない．実際，患者の大半は発作直後の期間はしばしば健忘状態である．一般的に，発作後急性期の治療に必要なのは，安心と支持を感じてもらうようにし，認知面の負担を与えないようにすることである．ただし患者が興奮する場合には，短時間作用型ベンゾジアゼピン（例えば，ミダゾラム）あるいはハロペリドール静脈内投与などによる鎮静が発作後に必要となるであろう．

表10-2 認知面の副作用を増加させる可能性のある因子

因子	作用
刺激波形	サイン波＞短パルス
刺激強度	強い＞弱い
電極配置	両側性＞片側性
治療回数	多い＞少ない
治療頻度	高頻度＞低頻度
患者の年齢	高齢＞若年
既存の認知障害	あり＞なし

■ 発作間の混乱

時折，発作後の混乱あるいは錯乱が完全に消えず，重度な場合には発作間混乱状態あるいはせん妄へと発展することがある．この現象はまれであり，発作後の失見当識と同一の因子の影響を受けている（**表10-2**を参照）．発作間の混乱が存在する場合にはECTコース全体にわたって累積するが，全治療終了後数日間で急速に消える．

発作間の混乱状態が突然始まること，特に直近のECT治療の数時間後あるいは場合によっては数日後に始まることは重大な問題が隠れている可能性があり，早急に評価しなければならない．最近の薬剤変更（例えば，離脱作用），薬物の乱用あるいは離脱，有害物質への（偶発的あるいは意図的な）急性曝露，非けいれん性てんかん重積，あるいは急性の解離状態など，さまざまな因子が関与している可能性がある．非けいれん性てんかん重積が緊急事態と疑われる場合，脳波検査を指示すべきである．

■ 記憶障害

ECTによりしばしば健忘が生じるが，特に記憶機能についての患者自身の認識からすると，その重症度と持続性は非常にさまざまである（Dukakis and Tye 2006；Vamos 2008）．記憶障害は逆向性健忘（ECTコース以前に知った情報をなかなか思い出せない）と前向性健忘（新たに知った情報をなかなか保持できない）からなる（Fraser et al. 2008；Ingram et al. 2008）．発作後の錯乱の程度に影響を与えるのと同じ因子（**表10-2**を参照）が，記憶障害の起こりやすさ，

重症度，そして持続性にも影響を与える．事実，発作後の失見当識の持続時間は，ECT後の逆向性健忘の程度および持続性と非常に相関している．逆向性健忘はECTに近い時点で生じる出来事に対し最も重篤である．あまり一般的ではないが，特に多数回の両側性ECT治療が施行された際には，より時間的に遠い時期の情報も影響されることがある．

客観的な記憶機能検査によれば，前向性健忘は典型的にはECTコースの完了後数日〜数週間で消える．他の同様な研究によれば，逆向性健忘も大幅に改善するが，時には長期間かかる．しかし，逆向性健忘の中でもECTコース期間中の記憶の障害，またこれより程度は軽いが，ECT前数週間と数か月の記憶障害は完全には回復しない可能性がある．さらに，ECTに伴う逆向性健忘は時間分布の点で「まばら」であり，生物学的に仲介された逆向性健忘の他のタイプの時間の分布と似ていると記述されている．一部の症例では，記憶痕跡は本当に「失われた」のではなく，むしろ貯蔵からの読み取りがより困難なのである．

客観的な検査結果に基づく研究結果にもかかわらず，ECTを受けた患者の中には，古い事柄あるいは新しい事柄さえ思い出す能力がECT後に決して「通常」に戻らないと報告している者がいる（Dukakis and Tye 2006；Feliu et al. 2008；Vamos 2008）．この現象の原因は不明であるが，客観的な記憶検査が一般に確証的事実となる訳ではないのである．記憶能力の低下というこの主観的感覚は，以下の複数の因子のいずれかによるものと仮定されている．

- ECT治療コースにしばしば伴う一過性の器質性健忘に続発した正常な忘れっぽさに過敏になること
- ECTの適応となった元の状態に関連する残遺症状と再発症状の一方あるいは両方
- 併用薬の使用あるいは薬物乱用
- 脳疾患の併存
- 転換症状を呈す症候群
- 一過性の器質的な障害が心理的に強化されること（二次的疾病利得）
- 特異的な神経生物学的作用

興味深いことに，ECT後の記憶の変化の自己評価は，他覚的な記憶検査の結

果よりも治療結果と大いに関係しているようである．急性うつ病エピソードから回復すると，ほぼすべてがよりよく見えるという事実に鑑みると，これは予想外のことではない．

　急性期 ECT コースの前，直後，そして数か月後の定期的な記憶検査の有用性については意見の相違が存在する（American Psychiatric Association 2001；Porter et al. 2008）．もちろん，定期的な「臨床」での認知機能評価は，ECT 前評価における精神状態検査の一環である．理論的には，ECT 前にベースライン記憶機能の客観的測定を行うのが望ましく，また，ECT 後に健忘が存在するかどうか，そしてそれがどのくらいの程度なのかを判定し，持続性記憶障害がみられるかどうか確認できるのが望ましい．実際，一部の ECT プログラムでは，少なくとも前向性健忘については公式な検査を用いている（前向性健忘用の標準検査は多数あり，主として精神錯乱期に新しく知った情報を保持する患者の能力を基準にしている）．しかし，現実には，このような ECT 患者の検査はさまざまな理由により問題がある．

・重度のうつ病患者の認知機能検査は，時に意味がない．
・検査には時間がかかり，ECT の準備をする患者のために予定を組むのが難しい可能性がある．
・保険の第三当事者が定期検査の費用の負担に積極的ではない可能性がある．

　患者の ECT 後の記憶障害の訴えは，一連の検査の得点よりも自己認識と関連しているため，定期検査が望まれる場合には，何らかの包括的な自己評価検査を含めることが有用であろう．

　ECT 関連の健忘の根底にある生理学的機序は不明であるが，最近の画像研究は内側側頭部と前頭部の構造が関与している可能性を示唆している（Nobler and Sackeim 2008）．電気的に誘発された発作に伴う認知機能障害を減じる手段として多数の薬剤が検討されたが，一貫して有効であると証明されたものはこれまでない（Pigot et al. 2008）．しかし，十分な証拠が示されているのは，ECT に関連する技術因子の改良によって ECT 関連の健忘の重症度と持続性が大幅に軽減されることである（Prudic 2008）．これらの措置には以下が含まれる．

・両側性電極配置から非優位半球片側性刺激電極配置への切り替え
・短パルス刺激から超短パルス刺激への切り替え
・刺激強度を下げること（強度がけいれん閾値を十分に上回っている限りにおいて）
・急性期ECT治療の頻度を週2回，さらには週1回まで減らすこと
・急性期コースにおけるECT治療の回数が，治療効果のプラトーに必要とされる回数を超えないようにすること
・記憶機能に悪影響を与える可能性のある常用薬の中止や投与量の減量

心血管系の合併症

　心血管系の合併症はたいていの場合は深刻ではないが，ECTによる死亡や重篤な病的状態の主な原因である（Weiner and Coffey 1993；Zielinski et al. 1996）．発作中および発作後急性期に交感神経および副交感神経の自律神経系は連続的に刺激される（「第9章　心血管系反応」を参照）．交感神経系の活性化は，心拍数，血圧，そして心筋酸素消費量を上げ，心血管系に大きな負担をかける．実際，ECT自体が毎分160〜180のピーク心拍数を誘発することが示されており，薬理学的に誘発する心臓負荷試験を事実上再現しているのである（Swartz and Shen 2007）．副交感神経系の活性化は一過性の心拍数減少を引き起こす．

　これらの心拍数と心拍出量の変化は心血管系の負担となり，時として一過性不整脈を引き起こし，また，感受性の高い者では一過性の虚血性変化を引き起こすことがある．交感神経を介して生じた頻脈の間，特に既存の心虚血を有する患者では心室性不整脈を生じる可能性がある．重度の一過性高血圧症も交感神経が賦活されている間に生じ（しばしば50 mmHgあるいはそれ以上の収縮期血圧上昇を伴う），既存の高血圧症を有する患者や著しい心拍出量増加を維持する能力が減退した患者で，虚血の危険性をさらに高める可能性がある．しかし興味深いことに，ECT中の高血圧性脳内出血の危険性は非常に低い．ECT後の塞栓性脳卒中の危険性も非常にまれである（Lee 2006）．副交感神経刺激の間，徐脈，心室性期外収縮，洞停止などの不整脈が見られることがある．大半の患者においてはこれらの不整脈は一過性であり，生じても実質的な後遺症はない．

不整脈，虚血，そして高血圧の危険性は，発作前と発作中の酸素化により大幅に低下する．さらに，発症しやすい患者のこれらの危険性は適切な薬剤による前処置で一層低くなる（「第6章 麻酔薬と他の薬物」を参照）．例えば，ECT治療前の抗コリン薬の投与は，副交感神経誘発性の不整脈の発生率と重症度を下げる．同様に，β遮断薬あるいはさまざまな他の薬剤の前投薬は，交感神経を介して生じる不整脈と高血圧を減少させる．また，抗狭心症薬は虚血性変化の危険性のある患者で保護効果を発揮する．

ECT中に心毒性作用を示す可能性のあるその他の因子は，無酸素症（これは十分な換気と筋弛緩で予防できる），サクシニルコリンの作用で誘発された血清カリウム値の急速な上昇（広範な筋強剛あるいは筋肉損傷を有する患者で最も高い），全身麻酔へのまれな特異体質反応などである．

他の有害作用

一般的な身体的愁訴（例えば，頭痛，吐き気，筋肉痛）は通常深刻ではないが，ECTの副作用として頻発する．頭痛，全身筋肉痛および顎痛は最もよくみられる副作用であり，通常は最長で数時間だが時にはもっと長く継続する．ECTに伴う頭痛は，刺激の直接的な電気作用に関連する表在性血管拡張に通常は関係すると考えられており，治療コースの初回治療において最も一般的である．ECT後の頭痛を定期的に訴える患者には，鎮痛薬が予防的にECT前（経口の場合）あるいはECT実施時に（静脈内の場合）投与される．全身筋肉痛は，ECTにおいて日常的に使用される筋弛緩薬サクシニルコリンの脱分極作用に伴う線維束性れん縮により通常は生じる．この場合も，鎮痛薬による予防が最も一般的な管理手段である．

ECTでの電気刺激中に，咬筋の直接刺激の結果として歯ぎしりが生じることがある．筋収縮のため，歯科用器具（例えば，入れ歯）は治療前に外すべきである (McCall et al. 1992)．舌や歯の損傷を防ぐために軟らかなバイトブロックや他の類似器具が用いられるが，ぐらついた歯やギザギザな歯を持つ患者では，歯科的問題や軟らかい口腔組織の損傷が生じることがある．使用器具の改良や抜歯で，こうした問題は予防できる．

双極性うつ病患者の少数は，ECT治療により抗うつ薬治療と同様に躁状態あるいは混合状態へと切り替わる可能性がある．この切り替わりは，ECTコース

を継続することあるいは ECT を中止して抗躁薬を投与することで管理できる．どの対応を行うかは，明白な躁病があるかどうかで通常決まる．明白躁病がある際は ECT を継続するのが（少し常識的判断とは逆になるともいえるが）望ましい．

文献

Agelink MW, Andrich J, Postert T, et al：Relation between electroconvulsive therapy, cognitive side effects, neuron specific enolase, and protein S-100. J Neurol Neurosurg Psychiatry 71：394-396, 2001

American Psychiatric Association：The Practice of Electroconvulsive Therapy：Recommendations for Treatment, Training, and Privileging（A Task Force Report of the American Psychiatric Association）, 2nd Edition. Washington, DC, American Psychiatric Publishing, 2001

Dukakis K, Tye L：Shock：The Healing Power of Electroconvulsive Therapy. New York, Avery, 2006

Duman RS, Vaidya VA：Molecular and cellular actions of chronic electroconvulsive seizures. J ECT 14：181-193, 1998

Feliu M, Edwards CL, Sudhakar S, et al：Neuropsychological effects and attitudes in patients following electroconvulsive therapy. Neuropsychiatr Dis Treat 4：613-617, 2008

Fraser LM, O'Carroll RE, Ebmeier KP：The effect of electroconvulsive therapy on autobiographical memory：a systematic review. J ECT 24：10-17, 2008

Ingram A, Saling MM, Schweitzer I：Cognitive side effects of brief pulse electroconvulsive therapy：a review. J ECT 24：3-9, 2008

Lee K：Acute embolic stroke after electroconvulsive therapy. J ECT 22：67-69, 2006

McCall WV, Minneman SA, Weiner RD, et al：Dental pathology in ECT patients prior to treatment. Convuls Ther 8：19-24, 1992

Munk-Olsen T, Laursen TM, Videbech P, et al：All-cause mortality among recipients of electroconvulsive therapy. Br J Psychiatry 190：435-439, 2007

Nobler MS, Sackeim HA：Neurobiological correlates of the cognitive side effects of electroconvulsive therapy. J ECT 24：40-45, 2008

Nuttall GA, Bowersox MR, Douglass SB, et al：Morbidity and mortality in the use of electroconvulsive therapy. J ECT 20：237-241, 2004

Pigot M, Andrade C, Loo C：Pharmacological attenuation of electroconvulsive therapy-induced cognitive deficits：theoretical background and clinical findings. J ECT 24：57-67, 2008

Porter RJ, Douglas K, Knight RG : Monitoring of cognitive effects during a course of electroconvulsive therapy : recommendations for clinical practice. J ECT 24 : 25-34, 2008

Prudic J : Strategies to minimize cognitive side effects with ECT : aspects of ECT technique. J ECT 24 : 46-51, 2008

Scalia J, Lisanby SH, Dwork AJ, et al : Neuropathologic examination after 91 ECT treatments in a 92-year-old woman with late-onset depression. J ECT 23 : 96-98, 2007

Shiwach RS, Reid WH, Carmody TJ : An analysis of reported deaths following electroconvulsive therapy in Texas, 1993-1998. Psychiatr Serv 52 : 1095-1097, 2001

Swartz CM, Shen WW : ECT generalized seizure drives heart rate above treadmill stress test maximum. J ECT 23 : 71-74, 2007

Vamos M : The cognitive side effects of modern ECT : Patient experience or objective measurement. J ECT 24 : 18-23, 2008

Weiner RD, Coffey CE : Electroconvulsive therapy in the medical and neurologic patient, in Psychiatric Care of the Medical Patient. Edited by Stoudemire A, Fogel BS. New York, Oxford University Press, 1993, pp207-224

Zachrisson OC, Balldin J, Ekman R, et al : No evident neuronal damage after electroconvulsive therapy. Psychiatry Res 96 : 157-165, 2000

Zielinski RJ, Roose SP, Devanand DP, et al : Cardiovascular complications of ECT in depressed patients with cardiac disease. Am J Psychiatry 150 : 904-909, 1996

Managing the ECT Seizure

11 適切な発作への対処

Andrew D. Krystal, M.D., M.S.

　適切な発作を誘発させることは，ECT の治療手順における最重要事項である．適切な発作を誘発させるためには，治療者は発作の不発や適切でない発作に素早く効果的に対応しなければならない．そのために，発作を増強するさまざまな方法が使われている．同様に，治療者は遷延発作にも気を配らなければならない．遷延発作は有害事象に関係する可能性があるからである．この章ではこれらのテーマについて主に述べる．

発作の不発

　発作の不発は，電気刺激後に運動および脳波上の発作活動がともに見られない場合に気づかれる（Weiner et al. 1991）．通常電気刺激中に筋収縮が起こるが，これを発作活動と間違えてはいけない．また，脳波上に見られる体動によるアーチファクト，または麻酔に関連した動きも発作活動の所見と捉えてはならない（**図 8-9B**，**8-14**　第 8 章を参照）．最後に，発作開始は遅れる可能性があるので（特に電気刺激用量が発作閾値に近い場合は），治療者は電気刺激後 10〜15 秒待ってから，発作の不発を判断すべきである．
　発作の不発や不十分な発作が起こる際に影響を与える因子としては，以下の

ものが含まれる．不十分な刺激強度（ECT 装置の刺激ボタンから刺激が終わる前に手を離してしまうことを含む），電極と皮膚との接触不良，患者本来の発作閾値が高い，高二酸化炭素血症（通常は低換気による二酸化炭素濃度の上昇），発作閾値の上昇（ECT コースが進むにつれてよく見られる）（Krystal 1998, 2000），そして抗けいれん作用のある薬物の内服（ECT で使用されるバルビツレート麻酔薬を含む）．

　発作の不発が見られたら，治療者はまずその原因を解明すべきである．発作の不発が，刺激の早すぎる終了によるものだったら，同じ刺激用量で患者に再刺激すべきである．電極と皮膚との接触不良が原因と考えられたら（例えば，著しく高い動的インピーダンス），接触を良好にし，同じ刺激用量で患者に再刺激すべきである．ECT 装置の故障が疑われたら，それが修理されるまでさらなる刺激は行うべきではない．他の原因については，刺激用量をより高くして患者に再刺激すべきである．

　発作の不発が起きた時には，20〜30 秒以内に刺激用量を 25〜125％上昇させて患者に再刺激すべきである（American Psychiatric Association 2001）．ECT を受けている患者は速やかな治療反応を必要とする場合が多いので，治療者は適切な発作を最終的に得られるようにできる限り努めるべきである．

　再刺激が必要な際に，患者の麻酔深度が適切に維持されているか，筋弛緩が維持されているか，スタッフが患者の頭部に触れていないかを，医師は確認しなければならない．患者の意識が回復してきているサインには，患者の自発的な動きや刺激前にもかかわらず生じる急激な心拍の上昇などがある．もし覚醒してきている場合は，患者にカフのついた足を動かしてもらうと覚醒度を決める助けになる．そのような場合には，すぐに少量の麻酔薬の追加投与を行うべきである（例えば，methohexital 10〜30 mg 静注）．適切な筋弛緩がなされているかどうかは，深部腱反射や引込め反射をみることによって確認することができる．この点において，自発呼吸の回復は筋弛緩が十分ではない徴候であり，少量の筋弛緩薬の追加投与を行うべきである．

　発作の誘発がうまくいった後に，発作の不発の考えられる原因を再考すべきである．特に発作に関係する薬物の変更や麻酔薬の用量の再評価に，注意を払うべきである．発作の不発の原因がわからなかったら，次回の治療での刺激用量は，少なくとも今回の治療で発作誘発に成功した用量で行うべきである．もし刺激用量が ECT 装置の最大量であったならば，発作閾値を下げる方法が考

慮される（後述の「発作の増強法」参照）．

適切でない発作

　発作の適切性についての評価は，発作の不発についての評価ほどはっきりしていない（Weiner et al. 1991）．第8章に記した通り，昔から運動または脳波発作の持続時間が基準として用いられ，それらは20～25秒程度であった．しかし，短時間の発作が十分に治療的である場合があったり，例えば片側性ECTで閾値をわずかに超える刺激での発作で見られるような"適切"な持続時間の発作でも治療効果がない場合もあったりすることが示された（Sackeim et al. 1987, 1993）．そこで，1990年代以来この分野での研究は，発作持続時間以外の治療の適切性を示す基準に焦点が当てられてきており，それには例えば発作の終了後に起こる脳波活動の抑制の程度（postictal suppression：発作後抑制）がある（Krystal and Weiner 1994, 1995）．また，電気生理学的な基準に加えて，発作に対しての神経内分泌的反応の基準〔特にプロラクチン（Robin et al. 1985）〕が検討されている．しかしながら，治療の適切性を予測する臨床的に意義がある基準はまだ見つかってはいない．

　一般に，適切でない発作は発作の不発と同じ原因から起こるように思われており，発作の不発の際と同様の手技を行うべきである．ただし，一時的な不応期が生じるために再刺激は30～60秒間遅らせて施行すべきである．この間，医師は適切な麻酔や筋弛緩がまだ維持されているかに注意すべきである．

　これらの推奨事項を含む，ECTでの発作誘発法のアルゴリズムを図11-1に示す．

発作の増強法

　最大刺激強度でさえ発作の不発や適切でない発作が起こると，患者が治療に反応する可能性は低下するとのエビデンスがある．こういった場合には，発作閾値を下げるか発作持続時間を延ばすかまたは両方の処置が行われるべきである（Krystal et al. 2000）．現在では，発作を増強する4つの方法が通常使われている．すなわち，麻酔薬の減量（麻酔薬に抗けいれん作用があり，減量が可能な場合），過換気（低二酸化炭素血症を起こす），カフェイン（および他のア

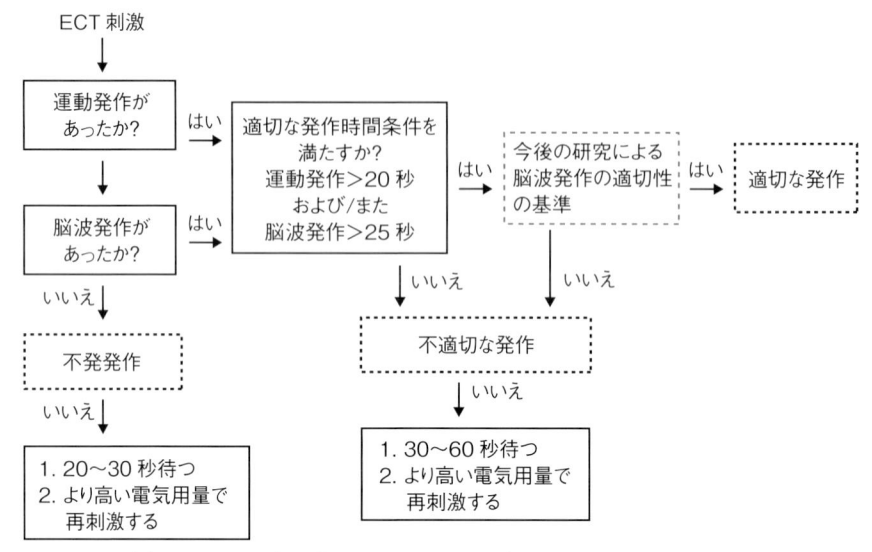

図 11-1　適切な ECT 発作を管理するアルゴリズム

デノシン受容体拮抗薬），そしてケタミン麻酔である（Weiner et al. 1991）．

■ 過換気呼吸

　患者の二酸化炭素濃度が十分に下がると，発作持続時間は約 100％延びる（Bergsholm et al. 1984）．しかし，発作閾値自体はその影響を受けていない可能性がある．患者に過換気呼吸をさせると最も簡単に低二酸化炭素血症を起こすことができる．麻酔科医はゆっくりで深い呼吸を，麻酔導入前から開始し，発作が十分な時間持続するまで続けるべきである．同時に，過換気呼吸を十分な発作時間を過ぎて継続することは避けるべきである．なぜなら，それによる低二酸化炭素血症が自発呼吸の回復を遅らせるからである．

■ カフェイン

　カフェインは別の発作増強法である（Coffey et al. 1990；Weiner et al. 1991）．米国では 500 mg の安息香酸ナトリウムカフェインが 2 ml のアンプルに入ったもの（カフェイン約 250 mg 相当）を，非経口的に使用することができる．通常の初回投与量は，麻酔の導入 2 分前に 250 mg のカフェインを 20 秒以上かけて静注する．カフェインは発作持続時間を通常 100％（2 倍）延長する

が，最終的には耐性が発現する．発作閾値自体は影響を受けないようである（McCall et al. 1993）．1回の治療ごとに125〜250 mg増やすことで，最高1,000 mg（安息香酸ナトリウムカフェインでは2,000 mg）まで使用することができる．

カフェインは一過性に血圧と心拍を上昇させる可能性があるので，心血管系に問題のある患者ではカフェインの使用を止めるか，より少ない用量を使うか考慮すべきである．カフェインは不安や興奮を増強させる可能性があり，そのような状態になりやすい患者の場合は特に注意が必要である．興味深いことに，カフェインは発作持続時間を延長するだけではなく治療反応性も向上させる可能性を示すデータや，ECTの副作用である認知障害を軽減する可能性を示すデータもある（Calev et al. 1993）．

■ 麻酔の変更

バルビツール酸系麻酔薬は発作閾値を上昇させ，発作時間を減少させるので，バルビツレートか他の抗けいれん作用をもつ麻酔薬の用量を減らし，異なった作用を持つ麻酔薬であるケタミンを全量または部分的に使用することで，発作を増強できるかもしれない（Brewer et al. 1972）．ケタミンは発作閾値を上昇させないので，ケタミンに変更することで発作閾値は抗けいれん作用の麻酔薬に比べ実質上低下し，発作時間は延長することになる．この理由により，ケタミンは，1) 刺激用量の増加，2) 通常の麻酔薬用量の減少，あるいは3) 抗けいれん作用を持つ薬物を減量または中止しても発作の不発が起こる症例に，特に適応となる．ケタミンは時に一過性の精神病状態（発作を誘発できないならば，より起こりやすい）を引き起こし，さらにバルビツレートより高い心毒性を示すので，発作時間が短いからといって使うより，むしろ高い発作閾値への対処法と位置づけられる（Krystal et al. 2003）．（用量については「第6章 麻酔薬と他の薬物」を参照）

遷延発作

ほとんどのECT発作は2分以内に自然に止まる．しかし，まれには持続性の発作活動（遷延発作とてんかん重積）または反復性の発作活動（遅発性発作）が起こることがある（Weiner et al. 1991）．遷延発作は3分間以上続く発作活

3分以上の発作活動
- 人工換気を継続
- バイタルサインを監視
- 必要ならば筋弛緩のためのサクシニルコリンを付加投与

1
ミダゾラム　1〜2 mg静注
または
ほかのベンゾジアゼピンを投与
2分間モニター
脳波記録を継続

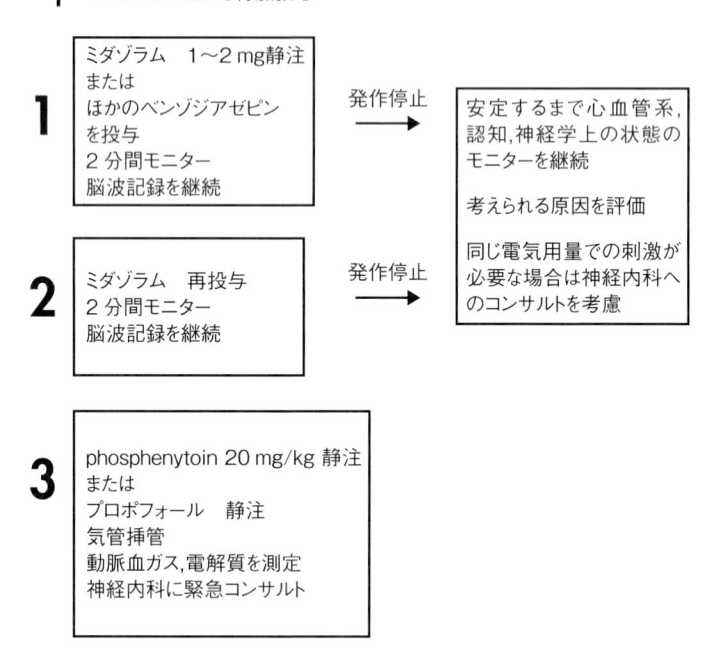

→ 発作停止 →

安定するまで心血管系，認知，神経学上の状態のモニターを継続

考えられる原因を評価

同じ電気用量での刺激が必要な場合は神経内科へのコンサルトを考慮

2
ミダゾラム　再投与
2分間モニター
脳波記録を継続

→ 発作停止 →

3
phosphenytoin 20 mg/kg 静注
または
プロポフォール　静注
気管挿管
動脈血ガス，電解質を測定
神経内科に緊急コンサルト

図11-2　遷延発作を管理するアルゴリズム

動と定義することができる（American Psychiatric Association 2001）．遷延発作を見つけるには脳波モニターが特に有用である．なぜなら，運動発作を観察しているだけではほとんどの遷延発作を見つけることができないからである．遷延発作は以下の状況で特に起こりやすい．すなわち，1）初回の治療，2）ベンゾジアゼピンの離脱期間，3）けいれん促進作用を持つ薬剤（例えば，カフェイン，テオフィリン）とリチウムを併用中の患者，あるいは，4）てんかんの患者または脳波で以前から突発波がみられた患者である．若い患者で，特に躁病と統合失調症の患者でも，遷延発作の発生率が高いようである．

　3分間以上持続した遷延発作は薬物治療により止めなければならない．麻酔薬（例えば，methohexital）を導入時と同量で静注するか，短時間作用型のベンゾジアゼピン（例えば，ミダゾラム1〜2 mg）を静注することにより，遷延

発作を止めることができる．もし2分経っても発作が止まらないならば，同じ用量の薬物投与を繰り返すべきである．もし患者の発作活動が続くならば，すぐに神経内科へのコンサルテーションを行い，血液ガスと電解質をチェックし，ロラゼパム（1分以上かけて4 mg静注）またはジアゼパム（5〜10 mg静注）の投与を行うべきである．遷延発作の中止法のアルゴリズムを**図11-2**に示す．重要なのは，遷延発作中は患者に適切な酸素化を行い続けることである．もし，1）発作が大幅に遷延した場合（5〜10分以上），または，2）患者が明らかに低酸素症になっている場合は，陽圧換気や気管内チューブの挿管による酸素化を行う場合もある．筋弛緩が適切であるかどうかも確認すべきである．バイタルサイン（特に血圧，酸素飽和度，および心電図）は継続的にモニターしなければならない．患者の状態が落ち着いた後に遷延発作の原因を調査すべきである．ほとんどの場合ECTを安全に再開することができるが，抗けいれん薬を併用することになる場合もある．

文献

American Psychiatric Association：The Practice of Electroconvulsive Therapy：Recommendations for Treatment, Training, and Privileging（A Task Force Report of the American Psychiatric Association），2nd Edition. Washington, DC, American Psychiatric Publishing, 2001

Bergsholm P, Gran L, Bleie H：Seizure duration in unilateral electroconvulsive therapy：the effect of hypocapnia induced by hyperventilation and the effect of ventilation with oxygen. Acta Psychiatr Scand 69：121-128, 1984

Brewer CL, Davidson JR, Hereward S：Ketamine（"Ketalar"）：a safer anaesthetic for ECT. Br J Psychiatry 120：679-680, 1972

Calev A, Fink M, Petrides G, et al：Caffeine pretreatment enhances clinical efficacy and reduces cognitive effects of electroconvulsive therapy. Convuls Ther 9：95-100, 1993

Coffey CE, Figiel GS, Weiner RD, et al：Caffeine augmentation of ECT. Am J Psychiatry 147：579-585, 1990

Krystal AD, Weiner RD：ECT seizure therapeutic adequacy. Convuls Ther 10：153-164, 1994

Krystal AD, Weiner RD：ECT seizure duration：reliability of manual and computer automated determinations. Convuls Ther 11：158-169, 1995

Krystal AD, Coffey CE, Weiner, RD, et al：Changes in seizure threshold over the course of electroconvulsive therapy affect therapeutic response and are detected by ictal EEG ratings. J Neuropsychiatry Clin Neurosci 10：178-186, 1998

Krystal AD, Dean MD, Weiner RD, et al：ECT stimulus intensity：are present ECT devices too limited? Am J Psychiatry 157：963-967, 2000

Krystal AD, Weiner RD, Dean MD, et al：Comparison of seizure duration, ictal EEG, and cognitive effects with ketamine and methohexital anesthesia with ECT. J Neuropsychiatry Clin Neurosci 15：27-34, 2003

McCall WV, Reid S, Rosenquist P, et al：A reappraisal of the role of caffeine in ECT. Am J Psychiatry 150：1543-1545, 1993

Robin A, Binnie CD, Copas JB：Electrophysiological and hormonal responses to three types of electroconvulsive therapy. Br J Psychiatry 147：707-712, 1985

Sackeim HA, Decina P, Kanzler M, et al：Effects of electrode placement on the efficacy of titrated, low-dose ECT. Am J Psychiatry 144：1449-1455, 1987

Sackeim HA, Prudic J, Devanand DP, et al：Effects of stimulus intensity and electrode placement on the efficacy and cognitive effects of electroconvulsive therapy. N Engl J Med 328：839-846, 1993

Weiner RD, Coffey CE, Krystal AD：The monitoring and management of electrically induced seizures. Psychiatr Clin North Am 14：845-869, 1991

急性期 ECT

Mehul V. Mankad, M.D.

　前章で記載した数々の決定事項に加えて，治療医は発作をどのくらいの頻度で誘発すべきか（すなわち，治療の間隔），そして治療コースで何回の治療をすべきかも決定しなければならない．

治療の頻度

　ECT の最適な頻度はまだ決められていない（Shapira et al. 1991）．米国ではたいていの ECT は週に 3 回（例えば，月曜日，水曜日，金曜日）で施行されるが，他の国では（例えば，英国）週に 2 回施行されることもある．頻度を上げることは反応をより急速にすることに関連するが，認知的副作用を増加させることにも関連する可能性がある（Lerer et al. 1995）．

　週 3 回のスケジュールは多くの患者にとってちょうど良い頻度であるように思える．もし認知的副作用がひどい場合には，治療者は治療頻度を週 2 回または 1 回に減らすことを考慮すべきである．あるいは，緊急により急速な反応が必要な場合，特に ECT コースの早期では治療頻度を毎日に増やすこともある．

多重 ECT

多重 ECT（multiple monitored ECT；MMECT）という，1 回の治療で多数の発作（通常 2〜10 回）を誘発することで治療期間を短縮しようという試みが始められた（Blachly 1966，Maletzky 1981，Roemer 1990）．多重 ECT は臨床的に急速な反応（少ない治療回数で）を示すが，必要な総発作回数は多くなる．多重 ECT では，1 回の治療で比較的に多い発作を誘発させただけでも，遷延発作，過剰な心血管反応，そして認知的副作用の増加がより多く起こる可能性を示すエビデンスがある（Abrams 2002）．

治療の回数

ECT コースにはあらかじめ決められた治療回数はない．患者に最大の臨床的効果が現れたと判断された時に，ECT コースは終了する．最大の効果が現れたと判断するために，治療者はあと 2, 3 回の治療をしてさらなる効果が現れず，改善が頭打ちであることを確認する必要がある．ハミルトンうつ病評価尺度（Hamilton Rating Scale for Depression；Hamilton 1960）やモンゴメリー−アスベルグうつ病評価尺度（Montgomery-Åsberg Depression Rating Scale；Montgomery and Åsberg 1979）などの症状の客観的尺度と臨床全般評価（Clinical Global Impression；Overall and Gorham 1962）などの全般的尺度のいずれかまたは両方を連続的に使うことが，患者の改善を見るのに有用であるという治療者もいる．典型的な ECT コースでは 6〜12 回の治療が施行されるが，時には 3 回で終わったり 20 回必要になったりする場合もある．

反応がない患者やおよそ 6 回の治療を施行しても臨床的改善がわずかな患者では，ECT コースの変更を考慮すべきである．変更点は，片側性電極配置を両側性に変える，刺激用量を増加する，薬物により発作を促進することが考えられる．もしさらに 3, 4 回の治療でも患者がまだ反応しない，またはその時点で十分な寛解状態に至らず反応が頭打ちになったとしたら，ECT コースは終了すべきである．

文献

Abrams R：Electroconvulsive Therapy, 4th Edition. New York, Oxford University Press, 2002

Blachly PH, Gowing D：Multiple monitored electroconvulsive treatment. Compr Psychiatry 7：100-109, 1966

Hamilton M：A rating scale for depression. J Neurol Neurosurg Psychiatry 23：56-62, 1960

Lerer B, Shapira B, Calev A, et al：Antidepressant and cognitive effects of twice-versus three-times-weekly ECT. Am J Psychiatry 152：564-570, 1995

Maletzky BM：Multiple-Monitored Electroconvulsive Therapy. Boca Raton, FL, CRC Press, 1981

Montgomery SA, Åsberg M：A new depression scale designed to be sensitive to change. Br J Psychiatry 141：45-49, 1979

Overall JE, Gorham DR：The Brief Psychiatric Rating Scale. Psychol Rep 10：799-812, 1962

Roemer RA, Dubin WR, Jaffe R, et al：An efficacy study of single- versus double-seizure induction with ECT in major depression. J Clin Psychiatry 51：473-478, 1990

Shapira B, Calev A, Lerer B：Optimal use of electroconvulsive therapy：choosing a treatment schedule. Psychiatr Clin North Am 14：935-946, 1991

Maintenance ECT

13

維持 ECT

Mehul V. Mankad, M.D.

　うつ病エピソードの寛解後に，少なくとも6～12か月間は何らかの治療を継続するべきであると，ほとんどの精神科医は考えている．ECTコースの終了後には継続治療として3つの選択肢がある．1) 適切な向精神薬の投与（例えば，抗うつ薬，抗躁薬，あるいは抗精神病薬），2) 継続ECT（continuation ECT）の施行，3) 薬物治療または継続ECTと精神療法の併用である．第4の選択肢としての薬物治療と継続ECTの併用は，そのいずれかの単独治療での再発予防が失敗した患者に必要になるかもしれない．
　大うつ病性障害，精神病性うつ病，双極性障害，統合失調感情障害を含む多くの精神障害は維持ECT（maintenance ECT）に反応する（Birkenhager et al. 2005）．高齢者においても維持ECTの使用がよく報告されている（Thienhaus et al. 1990）．統合失調症の特殊な亜型（緊張型，難治性の陽性症状）も，ECTと抗精神病薬の併用療法に反応する可能性がある（Shimizu et al. 2007；Suzuki et al. 2006）（「第2章 使用の適応」参照）．
（訳注：急性期ECTによる寛解後，再発予防のために継続して行われるECTについて，はじめの6か月を継続ECT，それ以降を維持ECTと呼ぶことが一般的である．）

表 13-1 継続 ECT の適応基準

- 反復性の精神疾患に対して急性期 ECT の反応が良好であること
- さらなる ECT や麻酔によって危険性を非常に高める身体合併症がないこと
- 薬物治療がうまくいかないこと（または，患者による追加 ECT の選択）
- 外来 ECT での治療上の取り決めに応じる能力と意志があること

維持 ECT なしでの薬物治療

初めに薬物治療難治性であった患者では，初めから ECT を受けた患者に比べて，ECT 後に再発予防の薬物治療を受けていても，ECT 反応後 12 か月以内に再発する危険性が高いことがいくつかの研究で報告されている（Sackeim et al. 1990, 1994）．薬物治療難治性の患者では，今回のエピソード中にすでに使用された抗うつ薬とは異なる種類の薬物を使用するか，継続 ECT を考慮するか，または両方を施行すべきである．

継続 ECT

継続 ECT を施行すると再発率は改善することが，多くの治療者により報告されている（Monroe 1991）．**表 13-1** にまとめてあるが，継続 ECT の適応基準は以下の項目をすべて含むべきである．ECT に急速に反応する反復性疾患の既往，さらなる ECT や麻酔によって危険性が非常に高められる身体合併症のないこと，再発予防の薬物治療に効果がないか副作用により耐えられないこと（または，患者が ECT を選択すること），そして治療上の取り決めに応じる能力と意志のあること（なぜなら，ほとんど常に継続 ECT は外来での施行となるため）（American Psychiatric Association 2001；Fink et al. 1996）．

最適のタイミングで継続 ECT を施行する治療実施計画はまだ決められていないが，標準的には初めの 4 週間は週 1 回の ECT を施行し，しだいに ECT の間隔を空けてゆき，数か月間にわたって月 1 回の ECT を施行する（Clarke et al. 1989）．また，患者の状態には揺れがみられるので，治療間隔を決める際には，通常使われる治療実施計画にとらわれないで，柔軟性を持って対処する必要がある．もし症状が持続的に明らかに悪化し，再発あるいは今にも再発が起

こりそうな状況であるならば，治療者は治療頻度を増やすことを考慮すべきである．

維持 ECT

　継続 ECT と維持 ECT の明白な境界はないので，この2つの治療を区別しない ECT 計画もある．患者の疾患が重症で慢性であるために，特に ECT の中止を試みると疾患が再発する際には ECT を長期間継続する治療医は多い．

　維持 ECT の頻度は，過去の維持 ECT への反応，患者の重症度の現在のレベル，認知的副作用の程度，そして実施上の配慮（例えば，通院手段の有無）に基づいて決定すべきである．治療間隔が特定の期間を超えると再発が確実に起こる患者では，治療間隔はこの情報を基に決めるべきである．継続 ECT と同様に，重症度が明らかに悪化し持続している場合には維持 ECT の頻度を増やすべきである．しかし，認知的副作用により頻度を抑えて ECT を施行する患者もいる．

　前述の因子を考慮し，維持 ECT の平均治療間隔はその範囲に広がりはあるものの約1か月である．ECT の治療間隔が広がることにより，ECT 本来の抗けいれん作用は薄れるかもしれない．維持治療期間には発作閾値を再度滴定することを勧める治療計画もある（Wild et al. 2004）．

　1人の患者に生涯最大何回まで ECT を施行できるかは決まっていない（Russell et al. 2003 ; Wijkstra and Nolen 2005）．急性期 ECT による認知障害からの回復はゆっくりであるかもしれないが，治療頻度が高いままである場合を除いて，維持 ECT により蓄積的に健忘が現れる可能性は低い（Abraham et al. 2006 ; Datto et al. 2001 ; Rami et al. 2004）．

麻酔前の再評価

　治療を続ける必要性の決定とその文書化は，治療に関する損益の評価を基にして定期的に見直すべきで，インフォームド・コンセントは少なくとも6か月ごとに再確認すべきである（American Psychiatric Association 2001）．各治療の前に，今回の治療までの期間の患者の身体的および精神的状態を簡単に振り返るべきである．維持 ECT の損益は継続的に再評価すべきである．ECT 用の

所定の検査データは通常は少なくとも1年ごとに更新される．この過程を定式化し，特定の間隔で術前のスクリーニングを繰り返す治療計画もある．もし維持治療中に患者の身体に重要な事態が起こったら（例えば，心筋梗塞，初発の糖尿病），これらの身体疾患について次に予定された治療の前に再評価すべきである．

文献

Abraham G, Milev R, Delva N, et al：Clinical outcome and memory function with maintenance electroconvulsive therapy：a retrospective study. J ECT 22：43-45, 2006

American Psychiatric Association：The Practice of Electroconvulsive Therapy：Recommendations for Treatment, Training, and Privileging（A Task Force Report of the American Psychiatric Association）, 2nd Edition. Washington, DC, American Psychiatric Publishing, 2001

Birkenhager TK, van den Broek WW, Mulder PG, et al：One-year outcome of psychotic depression after successful electroconvulsive therapy. J ECT 21：221-226, 2005

Clarke TB, Coffey CE, Hoffman GW, et al：Continuation therapy for depression using outpatient electroconvulsive therapy. Convuls Ther 5：330-337, 1989

Datto CJ, Levy S, Miller DS, et al：Impact of maintenance ECT on concentration and memory. J ECT 17：170-174, 2001

Fink M, Abrams R, Bailine S, et al：Ambulatory electroconvulsive therapy：report of a task force of the Association for Convulsive Therapy. Convuls Ther 12：42-55, 1996

Monroe RR Jr：Maintenance electroconvulsive therapy. Psychiatr Clin North Am 14：947-960, 1991

Rami L, Bernardo M, Boget T, et al：Cognitive status of psychiatric patients under maintenance electroconvulsive therapy：a one-year longitudinal study. J Neuropsychiatry Clin Neurosci 16：465-471, 2004

Russell JC, Rasmussen KG, O'Connor MK, et al：Long-term maintenance ECT：a retrospective review of efficacy and cognitive outcome. J ECT 19：4-9, 2003

Sackeim HA, Prudic J, Devanand DP, et al：The impact of medication resistance and continuation pharmacotherapy on relapse following response to electroconvulsive therapy in major depression. J Clin Psychopharmacol 10：96-104, 1990

Sackeim HA, Long J, Luber B, et al：Physical properties and quantification of the ECT stimulus, I：basic principles. Convuls Ther 10：93-123, 1994

Shimizu E, Imai M, Fujisaki M, et al：Maintenance electroconvulsive therapy （ECT） for treatment-resistant disorganized schizophrenia. Prog Neuropsychopharmacol Biol Psychiatry 31：571-573, 2007

Suzuki K, Awata S, Takano T, et al：Adjusting the frequency of continuation and maintenance electroconvulsive therapy to prevent relapse of catatonic schizophrenia in middle-aged and elderly patients who are relapse-prone. Psychiatry Clin Neurosci 60：486-492, 2006

Thienhaus OJ, Margletta S, Bennett JA：A study of the clinical efficacy of maintenance ECT. J Clin Psychiatry 51：485-486, 1990

Wijkstra J, Nolen WA：Successful maintenance electroconvulsive therapy for more than seven years. J ECT 21：171-173, 2005

Wild B, Eschweiler GW, Bartels M：Electroconvulsive therapy dosage in continuation/maintenance electroconvulsive therapy：when is a new threshold titration necessary? J ECT 20：200-203, 2004

Step-by-Step Outline of ECT Administration

14

ECT 施行手順 ステップ・バイ・ステップ

　以下の概略は，この本の他の場所で書かれた推奨事項の多くをまとめたもので，標準的な ECT の治療手順のまとめとして利用できる．その目的は臨床実践の基準を作り出すことではなく，むしろ治療者に治療手順についての全般的な展望を提供することにある．これらの推奨事項の多くは，治療場所の特殊性や患者ごとの個人的な必要性に適合されなければならない．

パート 1：ECT 前の評価

　ECT 前の評価は入院でも外来でも行うことができる．今日の医療保険制度改革では在院日数を増やさないことが重要な課題になってきているので，入院患者への ECT の準備は迅速に行われるべきで，入院前から始められる場合もある．第三者支払い制度からの治療費の支払いには，事前に ECT 施行の承認を得ることが必要になって来ている．

　ECT 前評価の主な項目（「第 2 章 使用の適応」と「第 3 章 患者の照会と評価」を参照）を**表 14-1** に挙げた．これらの項目の多くは，通常は主治医と担当看護師以外の者がなすべき指示として書かれている．**表 14-2** にこのような指示の見本を示す．

表14-1 ECT前評価の主な項目

1. 治療適応の記載：精神医学的病歴聴取と診察を行う．
2. 危険性の記載：身体的病歴聴取と臨床検査を含む診察を行う．
3. 必要な場合には他科の専門診察を指示する．
4. 治療による損益の分析を行う．
5. インフォームド・コンセントの一部として患者への（そして，該当する場合は家族にも）説明を行う．
6. ECTが施行されるべきかどうか，もしそうなら，入院して施行すべきかまたは外来で施行すべきかを決定する．
7. ECTの形式（両側性または片側性）およびECTの手順での変更点を提言する．
8. ECT前の患者の薬物治療または治療計画の必要とされる変更点（治療当日の薬物も含む）を提言する．
9. 1〜8の項目の結果をカルテに記載する．

表14-2 ECT前評価の指示の見本

必須の指示
1. ECT専門診察（またはセカンドオピニオン）：＿＿＿＿＿＿＿＿＿＿医師に連絡する（必要でなかったら，病院の治療実施計画と州法を確認する）
2. 術前評価のための麻酔科専門診察
3. 臨床検査：血算，血清電解質，その他：＿＿＿＿＿＿＿＿＿＿
4. 心電図（もし患者が40歳を超えていたら）
5. 胸部X線写真（心血管系の疾患か肺疾患のある場合や喫煙歴のある場合）

治療者によっては使用する追加の指示
1. 通常の脳波検査
2. 記憶または神経心理学検査
3. 患者と家族への教育（ビデオ，パンフレット，本，看護師による説明など）

最初の治療の前に以下の事項を完了し，記載すべきである．

・ECT専門診察（または，該当する場合はセカンドオピニオン）
・身体的評価
・麻酔に関する評価
・患者指導
・インフォームド・コンセント
・適切な臨床検査
・必要であれば，他科の専門診察

表14-3 治療当日の患者の準備事項
1. ECT前の指示が記載されていることを確認する（表14-4, 14-5 を参照）.
2. ECT前の薬物を投与する.
3. 身体機能（排尿, 排便）について確認する.
4. 患者の服装は適切かどうか確認する.
5. ECT前の絶飲食の評価を行う.

標準的な ECT 前評価に関して要約された専用の用紙を作っておくと便利だとする治療医もいる.

パート2：治療当日の患者の準備

入院患者では，治療当日の準備は病棟で行われる．外来患者では，準備は家で始まり，独立した ECT ユニット，病院の一角，入院病棟，周術期観察室のような指定された ECT 前の待機場所に引き継がれる．以下に治療当日の準備の項目を挙げ，表14-3 にまとめた．

1. ECT 前指示：ECT 前指示には初めの1〜3回の治療の日時，ECT 前の絶飲食の指示，治療室への入室前または退室後に必要とされる薬物の指示，バイタルサインの指示，血管確保が含まれるべきである．基本的な ECT 前指示の見本を表14-4（入院患者）と表14-5（外来患者）に示した．
2. ECT 前の薬物の投与：自宅でも病院でも，経口の薬物は少量の水だけで内服すべきである．
3. 身体状態の把握：ECT 当日の朝に患者が何も経口摂取していないことだけでなく，2〜3時間以内に排尿したこともしっかり確認しなければならない．
4. 患者の服装：治療室に入る前には，ほとんどの施設では診察着への着替えるように指示されるが，ゆったりとした私服でも許されている施設もある．すべての宝飾品類（顔面のピアスを含む），化粧，入れ歯，歯の器具，そして補聴器は取り外すべきである．患者の髪は乾いていて整髪剤を付けていない（ECT 前夜に洗髪が適している）状態でなければならない．宝飾品類が取り外せないならば（例えば，きつい結婚指輪），金属がむき出しにならないようにテープで覆うべきである．
5. ECT 前の聞き取りと ECT 期間中の評価：第1回目の治療を受ける患者で

表14-4 入院患者用のECT前指示の見本

1. ECTの予定＿＿＿＿＿＿（日時）
2. 治療前の夜の12時より絶飲食，ただし＿＿＿＿＿時に少量の水で処方薬＿＿＿＿＿＿を内服する．
3. 初回の治療の前に生食で静脈ルートを確保し，治療実施計画に従って維持する．
4. バイタルサイン，有害事象，見当識をECT前後でECTコースを通じて評価する．
5. glycopyrrolate 0.2 mgをECT 30分前に筋注する（抗コリン薬筋注を前投薬として使う場合）．
6. ECT終了後に処方薬＿＿＿＿＿＿を内服する（必要な場合）．

表14-5 外来患者用のECT前指示の見本

1. ECTの予定＿＿＿＿＿＿（日時）
2. ECTコースを通して予定された治療日にECT治療センターに来院する．
3. 治療前の夜の12時より絶飲食，ただし＿＿＿＿＿時に少量の水で処方薬＿＿＿＿＿＿を内服する．
4. 初回の治療の前に生食で静脈ルートを確保し，治療実施計画に従って維持する．
5. バイタルサイン，有害事象，見当識をECT前後でECTコースを通じて評価する．
6. glycopyrrolate 0.2 mgをECT 30分前に筋注する（抗コリン薬筋注を前投薬として使う場合）．
7. ECT終了後に処方薬＿＿＿＿＿＿を内服する（必要な場合）．
8. 通常の帰宅基準を満たした場合，ECTセンターから患者を帰宅させる．

は，ECT前評価の結果を確認すべきである．治療の回数にかかわらず，ECT治療室に入る前に，その患者は本当にその日のECT治療が受けられるように準備してきているのか，ECTの施行を中止する変化はないのかを確かめる評価をすべきである．この評価は前述の1～4に含まれるすべての項目が完了していることを確認すべきであり，それに患者への短時間の直接の診察も加えるべきである．入院患者では，この評価は通常入院病棟でなされ，看護スタッフにより記載される経過表や標準化されたECTチェックリストに記録される．外来患者では，ECT待機室で看護師や他の医療スタッフによりこの評価がなされる．通常外来患者は前の治療から2日以上の間に直接の医療診察を受けていないので，バイタルサインと基準となる精神状態（見当識）を含む精神的および身体的な短時間の診察を行うべきである．この診察は治療の効果と危険性の両方にとって重要なポイントに集中すべきである．

表 14-6　治療室における患者の準備事項

1. 本章で前述した「パート2：治療当日の患者の準備」での1～5のすべての項目が完了し記載されていることを確認する．
2. 患者の気分や不安に気をつかい，応対する．
3. 患者をベッドかストレッチャーに横にならせる．
4. 患者の口腔内を調べる．
5. バイタルサインを測定する．
6. 静脈内カテーテルを挿入する（入室前に挿入されていなかった場合）．
7. 心電図の電極を装着し，ベースラインの記録を測定する．
8. パルスオキシメーターを装着する．
9. 脳波の電極を装着する．
10. もしどちらかが使えれば，筋電図の電極または光学式運動センサーを装着する．
11. カフ法のために足首にカフを巻く．
12. 頭皮を清潔にし，刺激電極を装着する．
13. 刺激用パラメータをセットする．

パート3：治療室での患者への準備

　治療室での患者への準備に関する提案を以下に列挙する．**表14-6**にこれらの推奨事項のまとめを示す．

1. 前述した「パート2：治療当日の患者の準備」での1～5のすべての項目が完了し記載されていることを確認する．
2. 患者の気持ちや不安に気づき対応する．この準備の具体的な手順に加えて，その間に患者と接する治療チームは対応の仕方に注意を払わなければならない．なぜなら，治療直前の患者の不安は，特に初回の治療では高まることが多いからである．患者の身体的，心理的，治療情報に対する具体的な要求に対して，スタッフはECTの技術上必要な準備と同様に意識を向けるべきである．スタッフは現在行っている内容を患者に簡単に理解できる用語（例えば，「心臓の電気の波」と「脳の電気の波」を記録する電極と言うなど）で話しかけ，その過程に関するいかなる質問にも答えるべきである．ECT中に健忘が起こる可能性があるので，スタッフはそのような配慮をその後の治療でも繰り返さなくてはならない．もし患者の不安が著しい場合は，脳波および刺激電極の装着を患者が眠ってからする必要があるかもしれない．

3．患者にベッドまたはストレッチャーに乗ってもらう．もし身体に障害があり患者が歩行困難な場合を除いては，歩いて治療室へ入ってもらってよい．しかし，他の多くの処置や検査を施行するために，患者を車椅子で移動させる病院も多い．治療用ベッドまたはストレッチャーには患者の頭や足を挙上する機能がついているだけでなく，患者が感電するのを防ぐために電気的に絶縁されていなければならない．

4．患者の口腔を調べる．入れ歯や他の歯の器具が取り除かれているか必ず調べ，欠けた歯やぐらぐらしている歯や他の口腔内の重要な問題について記載する．歯や口腔の異常により使用されるマウスピースのタイプを変更する場合もある（「パート4：治療」を参照）．

5．バイタルサインを調べる．「第9章 心血管系反応」で論じたように，心拍と血圧は治療中著しく変化する．麻酔科医は通常は処置中のさまざまな時期に患者のバイタルサインと反応を記録しておくが，この業務は時には別のスタッフが担当することもある．バイタルサインは患者が治療室にいる間中連続的に測定される．測定される時期の典型的な実施計画としては以下のものがある．
・治療室への入室時
・電気刺激直前
・刺激から30秒，1分，3分，そして5分後
・治療室を退室する直前

忘れてはいけない：血圧測定用のカフは静脈確保された腕やパルスオキシメーター検出器のついた腕に巻いてはいけない．

6．静脈カテーテルを手や腕の処置しやすい静脈に挿入する（もしすでに挿入されていなかったら）．この静脈路は患者が治療前の肺，心血管状態に戻るまで保持されるべきである．

7．心電図の電極を貼付し基準となる心拍と心調律の記録を確認する．これらの電極は通常，右肩，左肩，心尖部の上に貼られる．ECT装置または外部装置に内蔵された電気回路を使って心電図記録のモニターが行われる．

8．パルスオキシメーターを取り付ける．パルスオキシメーターは通常挟んで取り付ける形式であり，指先に設置する．基準となる患者の酸素飽和度を記録しておく．患者が治療室にいる間は，バイタルサインと同じ間隔で連続的に酸素飽和度をモニターすべきである．

9. 脳波電極を貼付する．脳波を測定するために，使い捨ての小児用心電図電極が小さくて貼付が簡単なためによく使用される．2チャンネルの脳波測定には，汚れを落とした皮膚の表面で（「第8章 発作時の脳波反応」参照）各眉毛の中心から1インチ（2.5 cm）上と両耳の後ろの乳様突起の前方に4つの電極を貼付すべきである（第8章の図 8-3 参照，104頁）．左側と右側の記録電極がECT装置の出力画面上の別々の記録チャンネルに接続されるように，電極の導線の先端がモニターケーブルに差し込まれているのを念入りに確認すべきである．どちらのチャンネルが左か右かをたどれるように，電極とモニターケーブルの接続部の両方にはラベルをつけるべきである．各電極を指で何度か軽く叩き，その波形が現れるのを脳波の波形の記録器またはモニター画面で観察するのもよい．

もし1チャンネルの脳波測定を施行するならば，電極は左の前頭前部と左の耳の後ろ（乳様突起）に貼付すべきである．この配置により右片側ECTで両側全般発作が起こったことを確認することができる．

10. 筋電図の導線を貼付し，（もし使用するならば）光運動センサーを装着する．筋電図の導線は，カフ法で使用する血圧測定用カフの末端部に，通常はお互いに約3インチ（7.6 cm）以上離して設置する（「第7章 発作時の運動反応」で記載されており，以下の「パート4：治療」で簡単に触れる）．筋電図の電極の少なくとも1つは筋組織の真上に設置されなければならない（第7章の図 7-1 参照，97頁）．光運動センサーを使用するならば，カフの2 cmほど末端に装着しなければならない．

11. 脚部にカフ法を使用するための準備をする．血圧測定用カフを片方の足首に装着する．もし片側ECTであるならば，電極配置と同側の下肢にカフを設置する（すなわち，右片側ECTであるならば，カフを右の足首に巻く）．同側にカフを設置するのは対側の大脳半球の発作を観察できるからである．この方法で直接に刺激されていない側の大脳半球の発作活動を確認できる．患者への不快感をできるだけ少なくするために，治療が始まるまでカフを膨らませてはいけない．

12. 頭皮を準備し刺激電極を設置する．刺激電極が貼付される皮膚の処理は通常は患者の覚醒中に行われるが，患者が鎮静されるか完全に麻酔をかけられるまで，患者の頭皮に電極を貼付するのを待つ選択肢もある．刺激電極の設置を待つことは特に不安の強い患者には役立つかもしれない．ECTの刺激電

極の配置は，2つのカテゴリーに分けることができる：すなわち，両側性と非優位半球片側性（言語機能の調整に関与する大脳半球の反対側を刺激）である．どちらの電極配置にするかは，ECT前評価で決定すべきである（この話題は「第5章 臨床適用」で詳細に述べた）．両側性ECTでは，両方の刺激電極は通常はヘッドバンドで取り付ける．片側ECTでは，前頭側頭部の電極のみがヘッドバンドで取り付けられ，手持ち式の電極が頭頂中心部用に使われる．ヘッドバンドを一緒に使うことを避け，2つの手持ち式電極でECTの刺激を施行する治療医もいる．そのような場合は，通常は片方の手持ち式電極にある遠隔性治療ボタンまたは足踏みスイッチを用いて刺激を起こす（代わりに，2人目の治療者がECT装置自体の刺激ボタンを押すことで刺激を起こすこともできる）．患者の不安を最小限にするために，手持ち式電極を使うのは通常刺激の直前まで遅らせる．

a. **両側性配置**：両側性電極配置では，耳珠（外耳道の口を囲んで，耳介の反対側にある突起物）の上部と外側の目じりとの間に引いた線の中間点の約1インチ（2.5 cm）上に，**図14-1A**に示したように右側と左側おのおのの刺激電極の中間点を合わせる．

b. **片側性配置**：片側ECTでは，両方の刺激電極は非優位半球上に配置される（第5章に大脳半球の優位性の決定については詳述してある）．さまざまな片側性配置が使われるが，d'Eliaの位置が推奨される（**図14-1B**）．この配置では，1つ目の電極を非優位半球と推定される前頭側頭部の上に，両側ECTのように設置する．残りの電極は中心が頭頂部の1インチ（2.5 cm）（通常は電極の直径の半分）非優位半球側になるように設置する．頭頂部は2つの円弧の中点の交差点として決められている．すなわち，1) inion（外後頭隆起）とnasion（鼻梁が頭蓋骨に交わる場所）の間の円弧，および，2) 2つの外耳道口間の円弧である．ほとんどの場合，電極は約4～5インチ（10～13 cm）離れることになる．電極間の距離は片側ECTの治療の適切性において重要な因子となる可能性があるので，頭頂部の位置の慎重な測定は大切なことである．初回の治療時に消せない小さな点を印として付けておくと繰り返し測り直す必要がなくなる．

刺激電極の設置場所が決まったら，その場所の皮膚をきれいにする．こ

第14章　ECT 施行手順 ステップ・バイ・ステップ

両側性
ECT 電極

1-1½インチ

中心点

A

側面像　　　　　正面像

vertex
（正中中心部）

右片側
ECT 電極

vertex
（正中中心部）

nasion
（鼻梁と
頭蓋骨
の交点）

B

inion
（外後頭隆起）

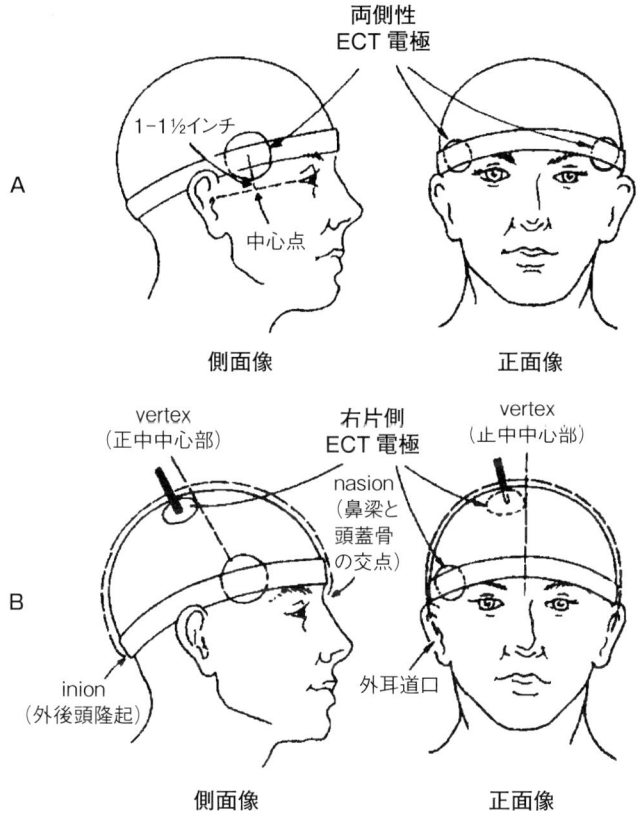

外耳道口

側面像　　　　　正面像

図 14-1　電気けいれん療法の刺激電極配置
　A：両側性　　B：右片側性

れは酒精綿で擦るのでもよく，その後その部位を乾かす．研磨剤入りの皮膚クリーナー（例えば，Omni Prep）を好む治療者も多く，これは電極との電気伝導を改善するためである．この種のクリーナーを使った際には，皮膚は電極を付ける前にふき取って乾かしておかなくてはならない．

　通常，鋼鉄性の円板が刺激電極として使われるが，Somatics 社製（http://www.thymatron.com）の ECT 装置には使い捨ての粘着性パッドの電極が使われている．鋼鉄性の円板には2種類あり，前頭側頭部に付ける平らなものと片側 ECT の頭頂中心部につける凹形のものがある．伝導性のゲルはどちらの円板にも使用される．ゲルは電極の表面を覆うのに十

分であるべきだが，頭皮に付けたときに周囲から多量に滲み出るようではいけない．

ヘッドバンドは患者の頭の周囲にぴったりと引き伸ばさなくてはならず，それは電極が治療中に動くことを防ぐためである．しかし，患者が苦しくなるほどきつくしてはいけない．重要なのは，バンドはinion（後頭部にある外後頭隆起）より下に巻くことである．というのは，治療中に首が伸展されたときバンドが滑って外れないためである．

片側ECTでは，頭頂中心部の刺激電極設置部位もきれいにする．電気の接触を改善するために霧状の生理食塩水をスプレーする治療医もいるが，実際の接触部より広く生理食塩水で濡らしてしまうことは避けなければならない．接触部に直接少量のゲルを擦り込んだり，スプレーと併用したりする治療医もいる．もし髪の毛がとても濃い場合は，頭頂中心部の髪の毛を留めたり，剃ったりするのが有用であるが，この方法はほとんどの患者に嫌がられる．

13. 刺激パラメータを設定する．刺激パラメータは用量滴定法か固定用量法により決められる（第5章で推奨される刺激用量法についての各表と解説を参照）．

パート4：治療

ここでは治療実施手順の概要を述べ，**表14-7**にまとめておく．

1. 薬物投与の前に，「タイムアウト（短時間の作戦会議）」を行う．ECTチームと麻酔チームはそのタイムアウトに出席しなければならない．患者の名前は，生年月日やカルテの番号のような補助的な鑑別手段で確認しなければならない．書面でのインフォームド・コンセントも開いて確認しなければならない．手技の場所と形式（例えば，電極配置）も確認しなければならない．麻酔上の配慮についても同様に話し合われる．このタイムアウトは，現在の治療に影響を与える可能性のある以前の治療結果を麻酔科医と簡潔に討論するよい機会でもある（例えば，発作の長さを最適化するために麻酔薬を変更する提案）．
2. 予防的薬物を投与する．予防的な抗コリン薬が必要であるならば，glyco-

表 14-7　治療実施手順

1. ECT チームと麻酔チームの「タイムアウト」を行うために集める.「タイムアウト」では, 患者の名前, それ以外の確認事項（カルテの番号や生年月日）, 手技の形式, 電極の配置が確認される. 麻酔計画への配慮も再確認される. 署名された同意書も出して, 最新のものか確認しなければならない.
2. 前投薬を行う.
3. 酸素化を開始する.
4. 麻酔薬を投与する.
5. 麻酔薬の患者への作用を観察する.
6. カフ法を開始する.
7. 筋弛緩薬を投与する.
8. 筋弛緩薬の患者への作用を観察する.
9. バイトブロックを挿入し, 患者の位置を正し, 刺激電極の位置を合わせる.
10. 静的インピーダンスを検査する（自動インピーダンス検査付きの機器を使用する場合は, インピーダンスの値を確認する）.
11. 刺激を行う.
12. バイトブロックを取り外し, 口腔内を素早く観察し, 酸素化を再開する.
13. 発作反応を評価する.
14. カフの空気を抜く.
15. 発作の終了を確認する.
16. 薬物, 刺激パラメータ, 発作反応, そしてバイタルサインを記録する.
17. 患者を回復室へ移送する.

pyrrolate またはアトロピンの静注や筋注を治療の 30 分～1 時間前に施行することができる. この前投薬は ECT 前カルテに記載しなければならない. 抗コリン薬については「第 6 章 麻酔薬と他の薬物」で述べている. 交感神経遮断薬や他の心臓保護作用薬も, ECT 中の過度の高血圧や頻脈性不整脈を予防するために麻酔導入前に静注されることもある（第 6 章参照）. そのような薬物が使われる際には, 麻酔導入前の患者の反応を評価するために投与 2, 3 分後にバイタルサインを再測定すべきである.

3. **酸素化を開始する.** 酸素はマスクで麻酔導入前に投与開始する. マスクが鼻と口の上に置かれると, 不安や閉所恐怖を起こす患者もいるので, マスクは患者に麻酔が効いてくるまでは数インチ（5～10 cm）離しておいても差し支えない. 麻酔薬と筋弛緩薬の作用で患者が無呼吸になったら, 陽圧の換気を通常はバッグ・マスク換気で始める. Cisatracurium (Nimbex) のような非脱分極性神経筋遮断薬を投与された患者には, 気管挿管のような他の呼吸管理を考慮してもよい. 前述の通り, 指に挟むパルスオキシメーターは酸素

飽和度を測るためにすべての患者に使用する．

4．麻酔薬を投与する．methohexital（Brevital）（開始用量は体重1kgあたり0.75〜1.0 mg）が最も一般に使用される麻酔薬である（代替的な薬物については第6章参照）．投与時に腕にヒリヒリしたりチクチクしたりする感覚を訴える患者もいる．これは急速静注により静脈が刺激されて生じる短時間の現象であり，多くの場合薬品を薄めることで予防できる．薬剤注入後，静脈カテーテルをフラッシュしなくてはならない．ベンゾジアゼピン依存症の患者では，フルマゼニル（Romazicon；アネキセート）を麻酔薬の投与後に静注する．

5．患者への麻酔薬の作用を観察する．麻酔薬の作用の目安は以下の通りである（すべての患者にすべての項目を認めるわけではない）．
  ・患者が命令に反応しなくなる．
  ・あくびがでる．
  ・いびきにより示される気道閉塞が起こる．
  ・睫毛反射が消える．

6．カフ法を開始する．手か脚に巻かれた血圧測定用のカフ（片側ECTでは刺激電極の同側）を麻酔導入後に約200 mmHgまで膨らませる（第7章参照）．これは筋弛緩薬がカフの遠位側に行くのを防ぎ，運動発作の観察を可能にする．

7．筋弛緩薬を投与する．サクシニルコリン（Anectine；スキサメトニウム）（初回投与量は体重1kg当たり0.5〜1.25 mg）は最もよく使われる筋弛緩薬である（第6章参照）．これは急速静注で投与されなくてはならない．ほとんどの麻酔科医は，適切な麻酔レベルに達するまで筋弛緩薬の投与は待つ．以前の治療から麻酔用量が十分であり適切な気道確保ができるとわかっている患者では特に，麻酔薬の静注直後に筋弛緩薬を投与する麻酔科医もいる．どちらの場合も，静注後に静脈カテーテルを生理食塩水で再度フラッシュしなければならない．

8．筋弛緩薬の作用のために患者を観察する．ほとんどの患者で，サクシニルコリンは，線維束性れん縮（fasciculations）と名づけられた筋線維の脱分極化を起こす（第6章参照）．線維束性れん縮は細かくピクピクする動きで，始めは頭，首，上肢に現れ，しだいに下肢に進展してゆく．明らかな線維束性れん縮を示さない患者もいるので，筋弛緩が適切か評価するために以下の評

価基準も用いられる．
- 筋緊張が消失し関節が自由に動かせるようになる
- 足底の引込め反射の消失
- 深部腱反射の消失

　筋弛緩のレベルをモニターするために，末梢神経刺激器が足首の後脛骨神経上または手首の正中神経か橈骨神経上に付けられることもある．刺激器を使う時には，患者に麻酔がかかるまでそれを作動させてはならない．

　線維束性れん縮が終わった時に筋弛緩が最大になる（通常，静注後1〜3分）が，十分な筋弛緩はしばしばこの時点の直前で得られている．十分な筋弛緩を得てから意識が再び回復するまでの時間はとても短いことが多い．

9. **バイトブロックを挿入し，患者の姿位調整と刺激電極の設置を行う**．適切な筋弛緩が得られたときに，換気は一時的に中止し，ゴム製のバイトブロックか他の保護するための用具を歯の間に注意深く挿入する．バイトブロックが歯に確実に当たるように，患者の顎を下から押し，首は伸展させる．舌と歯茎が歯とバイトブロックの間にあってはならない．手持ち式の電極を使用するならば，ここで適切な位置に当てる．バイトブロックと電極を受け持っている人は，刺激電極の露出部分に自身の手が触れていないことを必ず確認しなければならない．

10. **静的インピーダンスを測定する**．現代の米国のECT装置のほとんどで自動的に静的インピーダンスを調べることができる．古い装置の一部では，電気刺激が送られる前に静的インピーダンスを調べる必要がある．高インピーダンス（通常3,000 Ω以上）ではECT装置と患者との電気的接触が不良であることを示していることが多い（例えば，刺激ケーブルが電極につながっていない，頭皮が適切に処理されていない，電極が頭皮の上にずれている）．低インピーダンス（通常250 Ω以下）では刺激電極間での解剖学的に電気抵抗の抜け道（ショート）を示していることが多い（例えば，汗，油性のゲルや他の付着した伝導性物質）．両方の場合とも，静的インピーダンスの異常を確認し，刺激前に修正しなければならない．

11. **電気刺激を行う**．電気刺激は以下の5つの基準すべてに合致するまで施行してはならない（これらの基準は再刺激でも適用される）．
- 患者の頭部に接触している医療スタッフの準備が整っている．
- 患者は適切に麻酔されている．

・患者の筋肉は十分に弛緩している．
・刺激用電極と記録用電極が正しく設置されている．
・バイトブロックまたは他の歯科器具が正しく置かれている．

　治療施行医は刺激の準備が整ったことを治療室にいるすべての人に知らせなければならない．最近のすべての米国のECT装置では，電気的故障がなければ，刺激が終わるまでボタンを押し続けなければならない．ボタンを押し続けないと刺激が中止されてしまうからである．MECTA社製（http://www.mectacorp.com）とSomatic社製（http://www.thymatron.com）の装置では刺激は約1秒遅れて施行される．これらの装置では，遅れる時間と通電の時間ではおのおの異なった音が鳴るようになっている．

12. バイトブロックを除去し，口腔内を素早く検査し，酸素化を再開する．各刺激後に陽圧換気による酸素化を続けなければならない．自発呼吸のための筋肉の動きが，適切な1回換気量を維持するのに十分な強さに回復するまで，陽圧換気を続けなくてはならない．
13. 発作反応を評価する（第7，8章参照）．発作が適切かどうかの全体的な評価を以下に示した．
    a. 発作活動が起こったことを確認する．強直間代発作（主としてカフを付けた四肢）または明確な発作脳波が患者に起こらなければならない．電気刺激中に筋収縮がみられることもあるが，これを発作活動と混同してはならない．
    b. 発作が起こらなかったら，ECT機器の故障や刺激の中断が起きたのでなければ，刺激強度を上げて20～30秒以内に再刺激する．故障や刺激の偶発的な中断の場合には，それらの問題が解決された後で，同じ強度で再刺激を施行しなければならない．再刺激の前にはバイトブロックを注意深く再挿入しなければならない．
    c. 発作の長さを測定する．発作は2つの要素で観察される．運動発作と脳波上の発作である．発作時間は電気刺激の終了時から，強直間代発作の終了まで（運動発作）と発作脳波の消失まで（脳波発作）である．運動または脳波上の発作時間が20～25秒より短い場合は，発作閾値を大きく超えていることを示す証拠がなければ，適切でない発作であると推測される（「第11章　適切な発作への対処」を参照）．
    d. もし適切でない発作が起こったら，少なくとも50％高い強度で再刺激す

る．短い不応期があるために，再刺激するには30～60秒待つ必要がある．適切でない発作になり得る原因を調べ，特に刺激強度が最大に達している場合は，発作増強法を考慮しなければならない（第11章参照）．
　再刺激するには，その間に筋弛緩と麻酔が適切に維持されなければならない．そのために麻酔薬や筋弛緩薬を少量追加することが必要な場合もある．

14. 発作活動の終了後か，カフが付けられた四肢の阻血による合併症を予防するために必要な場合には，カフの空気を抜きしぼませる．

15. 発作が終了したことを確認する．運動発作が終了した後にも発作活動が継続している可能性がある．脳波によるモニター（聴覚または視覚による）は発作終了点を決定するために必要である（第8章参照）．しかし，すべての発作の10～15%では発作の終了がはっきりしないことがある．もし発作が明らかに終了していなければ，脳波モニターは継続しなければならない．随意運動，自発呼吸，そして覚醒は発作が終了したことを示している．

16. 薬物用量，電気刺激のパラメータ，発作状況，そしてバイタルサインを記録する．この記録は，その治療と結果を適切に再現でき，薬物，刺激パラメータ，今後の治療で示されるかもしれない他の治療関連因子の変化に関する情報を提供するのに十分なものでなければならない．もし患者が自発呼吸を再開するのが困難な場合には，次回の治療ではサクシニルコリンと麻酔薬の一方または両方の減量を考慮すべきである．もし発作中に過度の運動発作が起こったら，次回の治療ではサクシニルコリンの用量をおそらく増加すべきであろう．治療中に歯が損傷したかどうかも記録すること．不整脈や過度のまたは遷延する高血圧など心血管系の合併症も記録しなくてはならない．ふだん見られないようなまたは危険になりそうな合併症がある場合には，専門医の診察を受けるべきである．

17. 以下の3つの基準をすべて満たせばすぐに患者を回復室へ移す．
・自発呼吸が再開している．
・バイタルサインが安定してきている．
・急な治療を必要とする合併症がない．
しかし，このような移動の基準には意識の完全な回復は必要ない．

パート5：回復室での患者のケア

患者を回復室に移動させた際には，以下の手続きをとらなくてはならない．

1. 患者が回復室にいる間には（通常15〜20分間），バイタルサインと精神状態（見当識）を少なくとも10〜15分ごとに調べ続ける．
2. 患者の身体状態が安定していることを確かめてから，もし次の治療のために静脈カテーテルを残しておかないのであれば，カテーテルを抜去する（このステップは急性期ECTを受けていて行動が安定している患者にのみ適応される）．
3. 患者の反応を記録する．このステップでは以下の項目を記録する．
   - バイタルサイン
   - 精神状態
   - 有害事象の発生
   - 行動（発作後せん妄の有無を含む）
   - 回復室で投与した薬物（特にその作用がまだ持続していると思われる鎮静薬や降圧薬）
   - 回復後観察区域のスタッフに伝達すべきその他の情報
4. バイタルサインと行動が落ち着いたら，急な治療を要する身体的合併症がない限り，患者の回復後の観察場所への移動が許可される．ほとんどの施設では，移動許可には麻酔科医による正式な署名が必要とされる．

パート6：回復後の観察場所でのケア

ECTを施行するうえでの最後のステップが回復後の観察場所でのケアであり，それは以下の項目からなる．

1. 入院患者は病棟へ，外来患者は回復後の観察場所へ戻す．外来患者のための回復後観察場所は，指定された独立した場所，入院病棟の一部，病院の一部，あるいは周術期の観察室でもよい．
2. 回復後観察場所への到着時から少なくとも1時間ごとに，患者のバイタル

サインと精神状態（見当識）を観察する．
3．回復後観察用に処方された薬物を投与する．
4．食べ物と飲み物を患者に提供する．
5．患者の反応を記録する．このステップの記載には，バイタルサイン，精神状態，行動（発作後せん妄の有無を含む），回復後観察場所で投与された薬物の記録が含まれる．
6．患者に病棟での活動の再開を許可する．入院患者は，生理学的および行動上の安定が得られた後に，認められた範囲で病棟での活動を再開できる．しかし，ECT 施行時に降圧薬を投与された患者は，転倒の危険性を考慮し，薬の効き目がなくなるまでしっかりと観察しなければならない．
7．回復後観察場所から患者を退室させる．外来患者は，行動上および生理学的に安定するとすぐに，家族や保護者のケアに任せて退院させることができる．通常は，看護スタッフか医療スタッフのいずれかまたは両方からの署名のほか，活動の制限，問題が起こった場合の連絡窓口，次回の ECT があればその際の患者への詳細な指示を含む正式な退院許可を手渡すことも必要である．家や他の場所へ帰った際の活動は，許可された範囲内にとどめなければならない．患者は治療日に運転したり仕事をしたりしてはならない．

付録 A

継続的医学教育

　ECT に関するさまざまな継続的医学教育（CME）や医学的トレーニング活動がある．講義形式のセミナー，ワークショップ，連続講習，シンポジウム，実習トレーニングなどである．定期的な募集は，米国精神医学会と米国けいれん療法学会（同時に開催）の年次学会に関連して行われている．本書執筆の時点で，以下に示す施設での週単位の実習トレーニングがある．

Columbia Eastside Medical Center（Georgia）

Gary Figiel, M. D., Director
Columbia Eastside Medical Center
2160 Fountain Drive
Snellville, GA 30078
Telephone：(770) 982-2340
Fax：(770) 972-0805
特色：応募者の希望との調整で行われる 3〜5 日間の講習．

Columbia University/New York State Psychiatric Institute

Mitchell Nobler, M. D., Director
Department of Biological Psychiatry
New York State Psychiatric Institute
722 West 168th Street
New York, NY 10032
Telephone：(212) 543-5617
Fax：(212) 543-5854
特色：年にほぼ4回行われる5日間講習．40時間のCME単位になる．

Duke University Medical Center

■ 医師向けフェローシップ

Richard Weiner, M. D., Ph. D., Director
Box 3309
Duke University Medical Center
Durham, NC 27710
Telephone：(919) 681-8742
Fax：(919) 681-8744
E-mail：rweiner@duke.edu
特色：年に20回行われる5日間講習．40時間のCME単位になる．

■ 看護師向けフェローシップ

Grace Gunderson-Falcone, R. N., M. S. N., A/GNP
Box 3309
Duke University Medical Center
Durham, NC 27710
Telephone：(919) 684-3996

Fax：(919) 681-7343
E-mail：falco003@mc.duke.edu
特色：応募者の希望との調整で行われる看護師のための5日間講習.

Long Island Jewish/Hillside Medical Center

Samuel Bailine, M. D., Charles Kellner, M. D., Max Fink, M. D., G. Petrides, M. D.
Long Island Jewish/Hillside Medical Center
Glen Oaks, NY 11004
Telephone：(516) 465-2512
Fax：(516) 862-8604
特色：応募者の希望との調整で年間ほぼ6回行われる5日間講習. CME単位になる.

University of Michigan

Daniel F. Maixner, M. D., Director；Anne Flanagan, R. N., Director of Half-Day Training for Nurses
UH-9C Box 0120
1500 East Medical Center Drive
Ann Arbor, MI 48109
Telephone：(734) 936-4960
Fax：(734) 936-9983
特色：希望によって開催される講座. ECTをこれから始める人のための1週間講習とECTに従事している医師のための1日講習.

Western Psychiatric Institute and Clinic/University of Pittsburgh Medical Center

Petronilla Vaulx-Smith, M. D., Ph. D., Director
Room 1070

Electroconvulsive Therapy Services
Western Psychiatric Institute and Clinic
3811 O'Hara Street
Pittsburgh, PA 15213
Telephone：(412) 246-5063
Fax：(412) 246-5065
Email：vaulx-smithpm@upmc.edu
特色：年4回行われる5日間講習．40時間のCME単位になる．

付録 B

教材

医療関係者のための教材

■ 本

Abrams R：Electroconvulsive Therapy, 4th Edition. New York, Oxford University Press, 2002（一瀬邦弘，本橋伸高，中村満監訳：電気けいれん療法．へるす出版，2005）

American Psychiatric Association：The Practice of Electroconvulsive Therapy：Recommendations for Treatment, Training, and Privileging, 2nd Edition. Washington, DC, American Psychiatric Publishing, 2001（日本精神神経学会電気けいれん療法の手技と適応基準の検討小委員会監訳：米国精神医学会タスクフォースレポート ECT 実践ガイド．医学書院，2002）

Ottoson J-O, Fink M：Ethics in Electroconvulsive Therapy. New York, Routledge, 2004（中村満監訳：電気けいれん療法の実践的倫理．星和書店，2006）

Shorter E, Healy D：Shock Therapy：A History of Electroconvulsive Treatment in Mental Illness. Piscataway, NJ, Rutgers University Press, 2007

■ **雑誌**

The Journal of ECT（旧 *Convulsive Therapy*，年4回発行）．New York, Lippincott Williams & Wilkins

患者と家族のための教材

■ **本**

Dukakis K, Tye L：Shock：The Healing Power of Electroconvulsive Therapy. New York, Avery, 2006

Fink M：Electroshock：Healing Mental Illness. New York, Oxford University Press, 2002

Fink M：Electroconvulsive Therapy：A Guide for Professionals and Their Patients. New York, Oxford University Press, 2008（鈴木一正，上田諭，松木秀幸，松木麻妃訳：電気けいれん療法 医師と患者のためのガイド．新興医学出版社，2010）

■ **ビデオ**

Dukakis K：Shock. Dallas, TX, AMS Pictures, 2007
　ECTを受けた12人の患者が，この治療と自分の精神障害について語っている．DukakisとTyeによる上述の2006年発行の本に基づいたものである．

付録 C

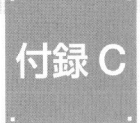

患者への情報提供文書

ECTとはどういうものですか？

ECTは大うつ病，躁病，そしてある型の統合失調症の重症エピソードに対する治療法です．短時間の調整された電流によって脳内に発作を起こします．その発作が生化学的な変化をもたらし，そのことで病状が軽減するかあるいは消え去ることさえあると考えられています．この一連の発作を用いた治療は，たいてい週3回の割合で6〜12回行うことにより，治療効果をもたらすことが期待されています．回数は必要に応じて増減することがあります．

ECTはどのように施行されますか？

ECTはたいてい週3回，月曜，水曜，金曜の午前中に行われます．それぞれの治療の前夜からは飲食をしてはいけません．治療の前に腕の静脈に小さな針が留置されます．その針から後ほど行われる治療のときに，眠りに導く薬と筋肉を緩める薬が投与されることとなります．これらの処置は，病棟からそれほど離れていない場所にあるECTのための特別な治療室で行われます．ECTは，

この治療に対する特別の訓練を受けた経験のある医師チームによって行われます．あなたは治療室に連れられ，心地よいストレッチャーに横になるように促されます．そのあとで血圧測定のカフが腕と足首に取り付けられます．複数の電極が頭，胸，指につけられます．これは脳の電気の波（脳波），心臓の電気の波（心電図），そして身体の酸素濃度を測定するためのもので，電気刺激はあなたが眠ったあとに行われることになります．準備が整ったところでマスクから呼吸のための酸素が与えられ，必要があればECTの前投薬が行われ，その後麻酔薬によって眠ってしまいます．

　麻酔薬の投与から1分も経たないうちにあなたは眠ります．そのあとで筋弛緩薬が投与されます．投与から1～3分以内にあなたの筋肉は弛緩します．その後，調節された電気刺激が1秒から数秒間2つの電極の間に加えられます．2つの電極は両側のこめかみに位置することもあれば（両側性ECT），右のこめかみと頭のてっぺんに位置することもあります（片側性ECT）．後で述べますが，片側性ECTは両側性ECTに比べて記憶に対する影響が少ないとされています．しかしながら，患者によっては片側性ECTには効果がないだろうと考える医師たちもいます．この電気刺激が脳内での発作を誘発します．これは典型的にはおよそ1分間続きます．発作のときの筋肉の反応は，刺激の前に投与された筋弛緩薬によって大きく減らされています．体の動きはほとんど起こりません．

　発作から数分たって自分で呼吸をするようになると，隣の部屋に移されます．そして，5～10分後にそこで目覚めることとなります．麻酔薬や発作の影響で，一時的に少しふらふらするでしょう．たいていは15～25分で治療室を出て，（入院患者の場合には）部屋に帰ります．（外来患者の場合には）治療室の別の部屋へと移り，そこで帰れるようになるまで待つことになります（典型的にはだいたい1時間くらいです）．

ECTには効果がありますか？

　近年，精神疾患に対する治療は大きな進歩がみられていますが，ECTはいくつかの症例に対して最も効果的で，最も即効性があり，最も安全な治療です．特に期待できるのは，通常は薬物療法を中心とする別の治療法に効果がないか安全に行えない症例です．主治医はあなたに，なぜECTによる治療を勧める

のか，他にどんな代わりの治療ができるかを説明します．ECT はうつ病に対しては最も有効であり，症例にもよりますが，80〜90％の患者に対してしっかりとした治療効果があるとされています．しかし，ECT は，もっと言えば他のどんな治療であっても，効果を保証するものではありません．さらに，一連のECT 治療（あるいは代わりの治療）は病気のエピソードを終わらせる可能性がありますが，それだけで，数週後，数か月後，あるいは数年後に起こるかもしれない新たなエピソードを防ぐことはできません．そのため，あなたは主治医とECT のあとの追加治療について相談する必要があります．その治療として一般的なものとしては，薬物療法，精神療法，あるいは追加のECT（外来通院であれば，頻度はかなり少なくてすみます）があります．

ECT は安全でしょうか？

すべての治療法にはなんらかの危険と副作用があり，それが全くない治療法はありません．あなたはECT を受ける前に，身体的，精神的，そして臨床検査の評価を受けるべきです．そのことで，可能な限り最も安全で最も効果的な方法によって治療を受けられます．飲んでいる薬も，治療の危険を最小限にし，効果を最大限にするように調整することができます．大部分の患者にとって，ECT の副作用は比較的小さいものです．死亡の危険はとても小さいものであって，典型例では約 10,000 人に1人の割合です．しかし，なんらかの病気の合併がある場合ではその危険性は高まる可能性があります．重篤な副作用には，非常にまれですが，一時的あるいは永続的な心臓の異常，治療に用いられる麻酔薬への反応，筋肉や骨やその他の身体の負傷，けいれん重積や治療後の発作出現などがあります．もっと一般的な副作用としては，頭痛，筋肉痛，吐き気，せん妄，そして記憶障害があります．頭痛，筋肉痛，吐き気はたいてい軽いものであり，薬物で防止できるか少なくとも弱くすることができます．

せん妄や記憶障害はECT の期間中に強まる可能性がありますが，この治療をやめるとすぐに軽快します．しかし，精神疾患そのものが記憶機能に対してしばしば有害な作用を及ぼすので，長期的には，ECT 治療を受けて改善した患者のなかには記憶力が実際に改善したと伝える人もいます．記憶障害が起こる時には患者によってさまざまな形で現れますが，その問題は，施行回数が多い患者や頭の両側に刺激を受けた（両側性 ECT）患者の方が大きいのが一般的で

す．記憶喪失の可能性があるので，重要な人生上の決断は，ECT が終わって記憶についての主な副作用が弱まるまで先延ばしすべきです（だいたいは治療が終了して1～2週間です）．

ECT に関連して起こる記憶障害には2つのタイプがあります．すなわち，1）新しい情報が覚えにくくなる場合と，2）過去，特に近い過去（例えば，ECT 中や ECT 直前の期間）の記憶の障害です．学習や新しいことを記憶する力は，典型的には ECT 後数日から数週間で元の水準に戻ります．過去のこと——すなわち ECT 以前のこと——を思い出す能力も，同様にだいたい同じくらいの期間で元に戻る傾向にありますが，近い過去の記憶の一部，主に治療前の数日から数か月の記憶は，記憶が戻るまでの期間が遅くなったり，あるいは永続的に失われたりすることもあります．患者調査によれば，ECT を受けた患者の大部分はひどい記憶障害を受けておらず，もし医師から勧められれば再度 ECT を受けると語っています．

ECT に関するその他の情報

ECT に関する質問は何でも遠慮せずに主治医や看護スタッフにお尋ねください．この治療に関して，ビデオテープを含めてあらゆる情報は使用可能です．ECT は治療を受けるあなた自身（該当する際にはあなたの法的な後見人）の自発的な同意が必要であり，今後あなた（あるいはあなたの後見人）はいつでも同意を撤回することができます．

付録 D

Sample ECT Consent Forms

ECT 同意文書のサンプル

注意：ここに示すのは，サンプルの文書であり，臨床場面で使う場合には，その施設の方針，手技，必要条件に合わせて修正すべきである．

American Psychiatric Association：*The Practice of electroconvulsive therapy*：*Recommendation for Treatment, Training, and Privileging.* 2nd Edition. A Task Force Report of the American Psychiatric Association. Washington, DC, American Psychiatric Association. Copyright 2001. より許可を得て転載.

電気けいれん療法（ECT）同意説明文書：急性期

　　患者名＿＿＿＿＿＿＿＿＿＿＿＿＿＿

　　私は主治医＿＿＿＿＿＿＿＿＿＿＿から電気けいれん療法（electroconvulsive therapy；ECT）による治療を受けるよう勧められました．私に起こりうる危険と利益を含めて，この治療に関する説明は十分に受けました．私はECTによる治療を受けることに同意します．

　　私にとって，ECTと薬物療法や心理療法などの他の治療法とのどちらが適切であるかは，以前の治療結果，私の病気の特徴などによって決まります．なぜECTが私に勧められたか説明を受けました．

　　ECTは入院患者にも外来患者にも行われる一連の治療です．毎回の治療に際し，私は施設内の専用の場所に行くことになります．治療は通常午前に行われます．治療には全身麻酔が必要なので，治療前数時間は飲食ができません．治療前には薬物投与のため静脈路を留置します．麻酔薬の投与により私は速やかに眠ります．その後，筋弛緩薬が投与されます．私は眠っているため痛みや不快は感じず，その間の記憶もありません．他の薬剤が追加投与されることもあります．

　　治療に備えて，モニタリングのセンサーが私の胸部や頭部につけられます．血圧計も手と足に用意されます．モニタリングには痛みや不快は伴いません．私が眠った後，頭部に置かれた2つの電極の間に，慎重に調節された用量の電気が流されます．

　　ECTは両側性または片側性で行われます．両側性ECTでは電極が頭部の左右に置かれます．片側性ECTでは，電極が2つとも通常右側に置かれます．右片側性ECT（右側に電極が置かれます）は両側性よりも記憶障害を起こしにくいようです．しかしながら，両側性ECTのほうが有効な患者もあります．私の主治医は慎重にどちらが適切か選択してくれます．

　　電流が脳内で発作を起こします．発作を起こすために必要な電気量は，ECTを行う医師の判断により私自身に合わせて調整されます．筋弛緩薬によって，発作に通常伴う筋収縮は大幅に緩和されます．酸素吸入も行われます．発作は約1分間持続します．施行中は心電図，血圧，脳波がモニターされます．数分間のうちに麻酔薬の効果が切れると，私は覚醒します．それからECT室を出

るまで観察下におかれます．

　治療の施行回数は前もって知ることはできません．通常は6～12回ですが，患者により増減します．治療は通常週に3回の頻度で行われますが，私の状況によって変わります．もしも私が＿＿＿＿回以上の治療を受ける場合には同意の文書を再度書くことになります．

　ECTは私の病気を改善すると期待されます．しかしながら，私は完全に回復するかもしれないし，改善が不完全かもしれないし，また全く改善しない可能性もあることを理解しています．ECTの後に私の症状が再燃するかもしれません．どのくらいの期間，私が良好な状態を保てるかは事前にはわかりません．ECT後の再燃を減少させるため，薬物療法や精神療法，ECTなどによる追加的治療が必要となります．どの治療を選択するかについては私と相談がなされます．

　他の身体治療と同様にECTには危険や副作用があります．合併症の危険を減少させるため，ECT施行前に身体的検査を受けます．服用中の薬物は調整されることがあります．しかし，注意を払っても身体的合併症が起こる可能性はあります．あらゆる全身麻酔手技に伴う場合と同様に，ECTによる死亡がごくまれには起こりえます．ECTにより死亡する危険性は非常に低く，約1万人に1人です．重篤な身体状態にある患者の場合，この危険率はより高くなる可能性があります．ECTが心臓発作，脳血管障害，呼吸困難，けいれん重積などの身体合併症を引き起こすことは非常にまれですが，心拍数の異常や不整脈は生じることがあります．これらの不整脈は通常軽度で持続しませんが，まれには生命を脅かすこともあります．現在のECTの技法では歯科的合併症の頻度は低く，骨折や脱臼も非常にまれです．

　もしも重篤な副作用が生じた場合には，直ちに身体的ケアと治療がなされ，緊急時に対応する設備も用意されていることを私は理解しています．しかしながら，当施設も治療医も，長期に及ぶ身体治療までは求められていないことを理解しています．このような治療に関する費用は，私が個人的にまたは医療保険，医療補助によって負担することになります．失った賃金や後遺症については何も補償されないことを理解しています．

　頭痛，筋肉痛，吐き気などの軽度の副作用はしばしば起こります．これらは通常簡単な治療で軽快します．治療後覚醒したときに私は混乱するかもしれません．この混乱は通常1時間以内に改善します．治療期間中には注意や集中力，

思考力の低下が起こるかもしれません．これらの問題はECTが終了すれば速やかに解決します．

　私は記憶障害がECTの最もよくみられる副作用であると理解しています．この記憶障害は特徴的なパターンをとり，過去の想起や記銘の問題を含んでいます．記憶障害の程度はしばしば治療の回数や施行方法に関連します．施行回数が少ないほうが記憶障害は起こしにくいようです．記憶障害は治療直後が最も大きく，時間が経つにつれて記憶は回復します．

　私はECTを受ける前と受けている間のことを思い出すのが困難かもしれません．過去の出来事の記憶欠損はECTを受ける数か月前にさかのぼるかもしれません．通常はありませんが，記憶の欠損がもっと前にさかのぼり，時には数年以上に及ぶこともあります．これらの記憶の多くはECTコース後2，3か月で戻りますが，記憶の空白が一部永久に残るかもしれません．

　ECT終了後まもなくは，新しい情報を覚えることも困難になるかもしれません．この新しい記憶を形成することが困難なこの状態は一過性であり，典型的にはECTコース終了後数週間で消失します．

　患者さんのうち多くはECTの効果が記憶の問題を上回ると述べています．さらにはほとんどの患者さんはECT後に記憶が実際に改善したと報告しています．にもかかわらず，少数の患者さんは，記憶障害が数か月から数年にわたって残ると伝えています．その原因はわかっていません．他の身体治療の場合と同じく，ECTを受けた人々がどの程度の副作用を経験するかは人によってかなり異なります．

　混乱や記憶障害が生じる可能性があるので，ECT施行後間もない時期に私は個人的なまたは仕事上の重要な決定をすべきではありません．ECT施行中または直後，そして私の主治医と相談するまでの間，運転，仕事など記憶の障害により影響を受けるかもしれない活動はやめるべきです．

　　当施設でのECT施行は＿＿＿＿＿＿＿＿医師のもとに行われます．私はさらに質問があれば，＿＿（場所）＿＿で同医師と会うことができます．

　私は主治医またはECT治療チームのメンバーに対して，今回またはECT施行中から施行後にわたって自由に質問することができます．私のECTに対する同意の決定は自分の意思に基づいてなされ，いつでもさらなる治療に対する同意を撤回することができます．

私はこの同意説明文書のコピーを保存のため受け取りました．

署名＿＿＿＿＿＿＿＿＿＿　日付＿＿＿＿＿

同意者

氏名＿＿＿＿＿＿＿＿＿＿　署名＿＿＿＿＿＿＿＿＿＿

電気けいれん療法（ECT）同意説明文書：継続・維持療法

　　患者氏名＿＿＿＿＿＿＿＿＿＿＿＿

　　私は主治医＿＿＿＿＿＿＿＿＿＿からECTによる継続または維持療法を行うよう勧められました．私に起こりうる危険と利益を含めて，この治療に関する説明は十分に受けました．私はECTによる治療を受けることに同意します．

　　私は病気の再発を予防するためECTによる治療を受けようとしています．私にとってECTと，薬物療法や心理療法などの他の治療法とのどちらが適切であるかは，これらの治療によるこれまでの予防効果，私の病気の特徴などによって決まります．なぜ継続・維持ECTが私に勧められたか説明を受けました．

　　継続・維持ECTは，各治療を1週または数週ごとに行う一連の治療です．継続・維持ECTは通常，全体で数か月以上にわたり施行されます．治療は入院または外来どちらでも行われます．

　　毎回の治療に際し，私は施設内の専用の場所に行くことになります．治療は通常午前に行われます．治療には全身麻酔が必要なので，治療前数時間は飲食ができません．治療前には薬物投与のため静脈路を留置します．麻酔薬の投与により私は速やかに眠ります．その後，筋弛緩薬が投与されます．私は眠っているため痛みや不快は感じず，その間の記憶もありません．他の薬剤が追加投与されることもあります．

　　治療に備えてモニタリングのセンサーが私の胸部や頭部につけられます．血圧計も手と足に用意されます．モニタリングには痛みや不快は伴いません．私が眠ってから，頭部に置かれた2つの電極の間に，慎重に調節された用量の電気が流されます．

　　ECTは両側性または片側性で行われます．両側性ECTでは電極が頭部の左右に置かれます．片側性ECTでは，電極が2つとも通常右側に置かれます．右片側性ECT（右側に電極が置かれます）は両側性よりも記憶障害を起こしにくいようです．しかしながら，両側性ECTのほうが有効な患者もあります．私の主治医は慎重にどちらが適切か選択してくれます．

　　電流が脳内で発作を起こします．発作を起こすために必要な電気量は，ECTを行う医師の判断により私自身に合わせて調整されます．筋弛緩薬によって，

発作に通常伴う筋収縮は大幅に緩和されます．酸素吸入も行われます．発作は約1分間持続します．施行中は心電図，血圧，脳波がモニターされます．数分間のうちに麻酔薬の効果が切れると私は覚醒します．それからECT室を出るまで観察下におかれます．

　私が受ける継続・維持療法の回数は，臨床経過によって決まります．継続ECTは通常最低6か月は行われます．継続ECTが有用でより長期に施行される場合（維持ECT），再度同意をするよう求められます．

　ECTは私の病気の再発を予防すると期待されます．ほとんどの患者でこのようなECTは有効ですが，保証されるものでないことを私は理解しています．継続・維持ECTにより，私はかなりの改善を保てるかもしれないし，精神症状が一部または元通りに再燃する可能性もあります．

　他の身体治療と同様にECTには危険や副作用があります．合併症の危険を減少させるため，ECT施行前に身体的検査を受けます．服用中の薬物は調整されることがあります．しかしながら，注意を払っても身体的合併症が起こる可能性はあります．あらゆる全身麻酔手技に伴うのと同様にECTによる死亡がごくまれには起こりえます．ECTにより死亡する危険性は非常に低く，約1万人に1人です．重篤な身体状態にある患者の場合，この危険率はより高くなる可能性があります．

　ECTが心臓発作，脳血管障害，呼吸困難，けいれん重積などの身体合併症を引き起こすことはまれですが，心拍数の異常や不整脈は生じることがあります．これらの不整脈は通常軽度で持続しませんが，まれには生命を脅かすこともあります．現在のECTの技法では歯科的合併症の頻度は低く，骨折や脱臼も非常にまれです．

　もしも重篤な副作用が生じた場合には，直ちに身体的ケアと治療がなされ，緊急時に対応する設備も用意されていることを私は理解しています．しかしながら，当施設も治療医も，長期に及ぶ身体治療までは求められていないことを理解しています．このような治療に関する費用は，私が個人的にまたは医療保険，医療補助によって負担することになります．失った賃金や後遺症については何も補償されないことを理解しています．

　頭痛，筋肉痛，吐き気などの軽度の副作用はしばしば起こります．これらは通常簡単な治療で軽快します．

　治療後覚醒したときに私は混乱するかも知れません．この混乱は通常1時間

以内に改善します．

　私は記憶障害がECTの最もよくみられる副作用であると理解しています．この記憶障害は特徴的なパターンをとり，過去の想起や記銘の問題を含んでいます．記憶障害の程度はしばしば治療の回数や施行方法に関連します．施行回数が少ないほうが記憶障害は起こしにくいようです．記憶障害は治療直後が最も大きく，時間が経つにつれて記憶は回復します．

　私はECTを受ける前と受けている間のことを思い出すのが困難かもしれません．過去の出来事の記憶欠損はECTを受ける数か月前にさかのぼるかもしれません．通常はありませんが，記憶の欠損がもっと前にさかのぼり，時には数年以上に及ぶこともあります．これらの記憶の多くは継続・維持ECT後2,3か月で戻りますが，記憶の空白が一部永久に残るかもしれません．

　ECT終了後まもなくは，新しい情報を覚えることも困難になるかもしれません．この新しい記憶を形成することが困難なこの状態は一過性であり，典型的には継続・維持ECT終了後消失します．

　継続・維持ECTの記憶に対する影響は急性期ECTに比べてより小さいと思われます．治療間隔をあけることで記憶の改善は十分に得られます．

　混乱や記憶障害の起こる可能性があるので，継続・維持ECT施行当日に私は運転や個人的なまたは仕事上の重要な決定をしないことが重要です．治療後に生じた副作用によっては，私の活動の制限はより長くなる可能性があり，その場合には主治医と相談をするでしょう．

　当施設でのECT施行は＿＿＿＿＿医師のもとに行われます．私はさらに質問があれば＿＿（場所）＿＿で同医師と会うことができます．

　私は主治医またはECT治療チームのメンバーに対して，今回またはECT施行中から施行後にわたって自由に質問することができます．私の継続・維持ECTに対する同意の決定は自分の意思に基づいてなされ，いつでもさらなる治療に対する同意を撤回することができます．

私はこの同意説明文書のコピーを保存のため受け取りました．

署名_____　日付_____

同意者

氏名_____　署名_____

和文索引

1. 配列は初字は電話帳式，2字目以降は五十音順とした．欧文で始まる語は，次の欧文索引を参照されたい．
2. 太字は主要説明ページを示す．

あ

アーチファクト　94, 128
　――, 心電図　112
　――, 電極接触　111
アトロピン　83
悪性高熱症, サクシニルコリンの副作用　82
悪性症候群, ECTの適応　18

い

イミプラミン　12
インスリン昏睡療法　3
インピーダンス　46
　――に関しての臨床上の問題　47
　――を変化させる原因　48
インフォームド・コンセント　35
維持ECT　153, **155**
　――なしでの薬物治療　154

う

運動アーチファクト　110, 119, 127
運動反応
　――, 発作時の　93, 94
　――に影響を及ぼす因子　95
運動発作モニタリング　94

え

エスモロール　84
エスラックス　82
エネルギー量　50

か

「カッコーの巣の上で」　6
カフェイン, 発作増強法　144
カフ法　95, 165
　――の開始　170
カンフル　5
下垂体機能低下症, ECTの適応　18
可聴EEGモニター　103
過換気呼吸, 発作増強法　144
回復室での患者のケア　174
外来ECT　29
顎痛　138
冠動脈疾患患者のECT　32
患者
　――の服装　161
　――への情報提供文書　183
寛解と治癒　20

き

気分障害, ECTの適応　9
記憶検査　136
記憶障害, ECTの副作用　134
偽コリンエステラーゼ欠損症　81
逆向性健忘, ECTの副作用　134
急性期ECT　149
急性心血管系反応, ECTに対する　124
虚血, ECTの副作用　137
虚血性心疾患患者のECT　83
強力シャワー療法　3
教材　181
棘波の出現とその後の消失　116
筋アーチファクト　110
筋弛緩薬　80, 95, 142, 170
筋電図　96, 165
　――電極配置　97
筋肉痛, ECTの副作用　138
禁忌　131
緊張病, ECTの適応　14

け

ケタミン 79
―― の使用，発作増強法 145
けいれん療法，薬物による 4
経頭蓋磁気刺激 6
継続 ECT 153, **154**
―― の適応基準 154
継続的医学教育 177
健忘，ECT の副作用 134

こ

固定用量法 66
口腔内の問題 164
交感神経遮断薬 83
抗けいれん薬，服用中薬物の管理 30
抗コリン薬 82
――，前投薬 168
抗精神病薬と ECT の併用 16
高カリウム血症，サクシニルコリンの副作用 81
高血圧，ECT の副作用 137
高血圧患者の ECT 32, 83

さ

サイン波 44
サクシニルコリン 80, 95, 170
―― 代謝異常，サクシニルコリンの副作用 81
錯乱，ECT の副作用 134
酸素化 85, 137
―― の開始 169

し

死亡率 132
刺激強度 57
刺激電気量 57
刺激電極の貼付 165
刺激投与の様式 47

刺激パラメータの設定 168
刺激前の脳波 105
刺激用量 142
―― 設定法の比較 69
刺激用量設定 55
―― の方法 58
思考障害，ECT の適応 14
児童期と青年期における ECT 19
持続睡眠療法 3
失見当識，発作後の 133
終了段階 109
出力増幅率 104
徐波 102
除細動器患者の ECT 125
心血管系の合併症 137
心血管系反応 123
心血管疾患患者の ECT 32
心臓モニター 123
心電図アーチファクト 112
身体疾患 18
身体状態の把握，ECT 当日 161
身体的愁訴，ECT の副作用 138
身体的評価 26
身体療法，過去の 3
神経心理学的検査 28

す

頭痛，ECT の副作用 138
水浴療法 3

せ

セボフルラン 80
せん妄，ECT の副作用 134
生物学的拮抗 4
静的インピーダンス 49, 171
脊椎 X 線検査 28
積算用量法 66
線維束性れん縮 170
――，サクシニルコリンの副作用 82
遷延性無呼吸 81

遷延発作 145
　――を管理するアルゴリズム 146
全般性発作 55
前向性健忘，ECT の副作用 134
前投薬 168
前評価，ECT 159
喘息患者の ECT 33

そ

双極性障害，ECT の適応 12
躁状態，ECT の副作用 138
躁病，ECT の適応 12
躁病エピソードの DSM-IV-TR 診断基準 13

た

多棘徐波複合 107
多棘波活動 107
多重 ECT 150
大うつ病エピソードの DSM-IV-TR 診断基準 11
大うつ病性障害，ECT の適応 9
脱分極型筋弛緩薬 80
短パルス波 44

ち

チオペンタール 77
治療室での患者への準備 163
治療実施手順 168
治療当日の患者の準備 161
遅発性発作 145
超短パルス波 45
　――刺激の用量滴定計画 61
鎮静薬，発作後の 85
鎮静薬療法 3

て

テオフィリン，服用中薬物の管理 32, 33

デマンド型ペースメーカー 126
てんかん
　――，ECT の適応 18
　――患者の ECT 34
　――重積 145
　――性漸増律動 106
定電流型の ECT 装置 47
抵抗 46
適応となる診断 9
適切でない発作 143
適切な発作の誘発 141
転移段階 108
電圧 46
電気けいれん療法
　――の始まり 4
　――の歴史 3
電気刺激 45
　――の強度 95
電気波形，ECT に使用される 43
電気量 50
電極接触アーチファクト 111
電極配置 69
電流 46

と

統合失調感情障害，ECT の適応 17
統合失調症
　――，ECT の適応 14
　――の DSM-IV-TR 診断基準 15
糖尿病患者の ECT 33
頭部外傷患者の ECT 34
同意説明書
　――，急性期 188
　――，継続・維持療法 192
動的インピーダンス 49

に

ニカルジピン 84
ニトログリセリン 84
ニトロプルシド 84
ニフェジピン 84

入院 ECT　29
妊娠患者の ECT　34
認知機能検査　28, 136
認知機能変化, ECT の副作用　133

の

脳の優位側　72
脳波　**101**
　──　周波数　101
　──　信号　101
　──　に基づいた用量設定　68
　──　反応, 発作時の　101
　──　発作終結点の判定　108
　──　モニタリング　94, **101**
脳波活動, 覚醒中/麻酔中の　102
脳波電極
　──　の貼付　165
　──　の配置　103

は

ハロペリドール, 発作後　85
バイタルサイン　164
バイトブロック　138, **171**
バルビツレート　77
パーキンソン病, ECT の適応　18
パルスオキシメーター　123, 164
パルス周波数　45
パルス波　44
パルス幅　45
パルス列持続時間　45
吐き気, ECT の副作用　138
歯ぎしり, ECT の副作用　138

ひ

ピーク電流　45
光運動センサー　97, 99, 165
光プレスチモグラフィ　97
評価　25

ふ

フェンタニル　79
フルマゼニル　86, 170
プリントアウト増幅率　104
プロプラノロール　84
プロポフォール　79
不整脈, ECT の副作用　137
副作用　131

へ

ベンゾジアゼピン
　──, 服用中薬物の管理　30
　──, 発作後　85
ベンゾジアゼピン拮抗薬　86
ペースメーカー患者の ECT
　　　　　　　　　　　　33, 125
ペンチレンテトラゾール　5
併用療法, 抗精神病薬と　16
片側性 ECT　71
片側性電極配置　166

ほ

発作
　──, 適切でない　143
　──　の強直期と間代期　98
　──　の増強法　143
　──　の適切性　56
　──　の適切性の判定　118
　──　の不発　141
　──　の誘発, 適切な　141
発作閾値　45
　──　に影響する要因　57
発作活動の判定　115
発作間の混乱　134
発作後
　──　せん妄の管理と予防　85
　──　段階　108
　──　の失見当識　133
　──　の鎮静薬　85

発作後抑制　143
発作時
　——の運動反応　93, 94
　——の脳波反応　101
　——脳波の判読　112
発作終了点　96
　——の判定　112
発作時脳波の段階　106
発作反応の評価　172
発作誘発法のアルゴリズム　143

ま

麻酔評価　30
麻酔前の再評価　155
麻酔薬　77
　——の投与　169
麻酔薬の変更，発作増強法　145

み

右片側性電極配置　70
水療法　3

め

メトラゾール　5
迷走神経刺激　6

も

模擬ECT　5
妄想性うつ病，ECTの適応　12

や

薬物
　——によるECTの作用増強　31
　——によるけいれん療法　4
　——の管理，服用中　30

ゆ

有害作用　131
優位周波数　102
　——への進展　116

よ

用量事前選択法　66
用量滴定法　58

ら

ラベタロール　84

り

リスク-ベネフィットの検討　35
リチウム，服用中薬物の管理　30
両側性ECT　71
両側性電極配置　70, 166
両側前頭電極配置　72
臨床検査　27
臨床適用　55

ろ

ロクロニウム　82
老年期のECT　19

欧文索引

A

atracurium　82

B

β遮断薬，短時間作用型　83
Bini, Lucio　5

C

calculated-dose paradigm　66
Cerletti, Ugo　5
cisatracurium　82
continuation ECT　153

D

d'Elia 配置　70, 118
dose-titration method　58

E

ECG アーチファクト　112
ECT
　──，維持　153
　──，急性期　149
　──，継続　153
　──，児童期と青年期における　19
　──，多重　150
　──，老年期の　19
　── 施行手順　159
　── 手技の修正　30
　── 照会時の評価記録　35
　── 前指示　161
　── 装置の特性　51
　── と抗精神病薬の併用　16
　── 当日の薬物投与　31
　── 同意文書のサンプル　187
　── に使用される電気波形　43
　── に使用される薬剤の名称と用量　78
　── に対する急性心血管系反応　124
　── による電気の総量　50
　── の一次使用と二次使用　18
　── の回数　150
　── の危険性を高める身体的状態　27
　── の禁忌　131
　── のスティグマ　9
　── の適応　9
　── の動向　6
　── の頻度　149
　── 前の検査　27
　── 前の薬物の投与　161
　── を用いる時期　18
ECT 前評価　159
　── と診察　25
　── の主な項目　160
　── の指示　160
ECT の影響，心拍数と収縮期血圧　125

EEG　**101**
　── アーチファクト　102, **110**
　── 電極配置　103
electroconvulsive therapy（ECT）　5
EMG　96
　── アーチファクト　110
　── 電極配置　97
etomidate　79

F

fasciculations　170

G

glycopyrrolate 83

M

maintenance ECT 153
methohexital 77, 169
multiple monitored ECT (MMECT) 150

O

Omni Prep 96, 104, 167

P

peak current 45
postictal suppression 143
preselected-dose method 66
pulse frequency 45
pulse width 45

S

sham ECT 5

V

von Meduna, Ladislas Joseph 4